dtv

Wir alle kennen jene raren Momente der Freiheit, die nur uns ganz allein gehören. Man setzt sein gesamtes Erspartes auf den Außenseiter und verliert – und ist dennoch vollkommen glücklich, weil man weiß: Man hat das einzig Richtige getan. William Saroyan findet diese Momente in den Schattenstellen des amerikanischen Traums. Denn auch das ist Amerika: Die Einwanderer in seinen Storys bringen trotz Armut und Diskriminierung die Welt zum Leuchten. Mit sperrangelweit geöffneten Herzen folgen sie ihrer ganz eigenen Logik, die uns so wunderbar den wohlstandsverwahrlosten Kopf verdreht, ehe er an der genau richtigen Stelle einrastet.

William Saroyan wurde 1908 als Sohn armenischer Einwanderer in Fresno, Kalifornien, geboren und begann seine Karriere mit Storys. Für das Theaterstück ›The Time of Your Life‹ erhielt er den Pulitzer-Preis, den er jedoch ablehnte; für das Drehbuch zu seinem Roman ›The Human Comedy‹ wurde er mit einem Oscar ausgezeichnet. Saroyan war zweimal mit der Schauspielerin Carol Grace verheiratet, aus der Ehe gingen zwei Kinder hervor. Er starb 1981 in seinem Geburtsort.

Nikolaus Stingl, geboren 1952 in Baden-Baden, hat John Irving, Thomas Pynchon und William Faulkner übersetzt. Er wurde vielfach ausgezeichnet, u. a. mit dem Heinrich-Maria-Ledig-Rowohlt-Preis, dem Paul-Celan-Preis und dem Straelener Übersetzerpreis.

William Saroyan

Wo ich herkomme, sind die Leute freundlich

Storys

Aus dem amerikanischen Englisch
von Nikolaus Stingl

Mit einem Nachwort
von Richard Kämmerlings

dtv

Von William Saroyan ist bei dtv außerdem lieferbar:
Tja, Papa (28179)

Ausführliche Informationen über
unsere Autoren und Bücher
www.dtv.de

MIX
Papier aus verantwortungsvollen Quellen
FSC® C019821

2019 dtv Verlagsgesellschaft mbH & Co. KG, München

Umschlaggestaltung: Katharina Netolitzky unter Verwendung
eines Motivs von Getty Images/CSA Images
Satz: Greiner & Reichel, Köln
Druck und Bindung: Druckerei C.H.Beck, Nördlingen
Printed in Germany · ISBN 978-3-423-14705-7

Wo ich herkomme,
sind die Leute freundlich

Siebzigtausend Assyrer

Ich hatte mir seit vierzig Tagen und vierzig Nächten nicht mehr die Haare schneiden lassen, und allmählich sah ich aus wie etliche arbeitslose Geiger. Sie kennen den Habitus: verlottertes Genie und bereit, der Kommunistischen Partei beizutreten. Wir Barbaren aus Kleinasien sind haarige Menschen: Wenn wir einen Haarschnitt brauchen, dann *brauchen* wir einen Haarschnitt. Es war so schlimm, dass ich aus meinem einzigen Hut herausgewachsen war. (Ich schreibe hier eine ernsthafte Story, vielleicht eine der ernsthaftesten, die ich je schreiben werde. Deswegen bin ich auch flapsig. Leser von Sherwood Anderson werden nach einer Weile ansatzweise verstehen, was ich meine; sie werden wissen, dass mein Lachen eher traurig ist.) Ich war ein junger Mann, der einen Haarschnitt brauchte, also ging ich in die Third Street (San Francisco), zum Barber College, um mir für fünfzehn Cent die Haare schneiden zu lassen.

Unterhalb der Howard Street ist die Third Street ein eigenständiges Viertel; stellen Sie sich die Bowery in New York vor oder die Main Street in Los Angeles; stellen Sie sich alte und junge Männer vor, die arbeitslos sind, herumlungern, Bull Durham rauchen, über die Regierung reden und darauf warten, dass sich etwas tut, die einfach nur warten. Es war ein Montagmorgen im August, und eine ganze Menge von diesen Herumtreibern war in den Laden gekommen, um sich ein bisschen aufzuheitern. Der junge Japaner, der den freien Platz für den nächsten Kunden bereitmachte, hatte eine Warteliste von elf Leuten; alle anderen Plätze waren besetzt. Ich setzte mich und begann zu warten. Draußen, wie Hemingway (*Fiesta; In einem anderen Land; Tod am Nachmittag; Der Sieger geht leer aus*) sagen würde, kostete ein Haarschnitt einen halben Dollar. Ich hatte zwanzig Cent und ein halbes Päckchen Bull Durham. Ich drehte mir eine Zigarette, reichte das Päckchen einem meiner Zeitgenossen, der aussah, als bräuchte er Nikotin, inhalierte den trockenen Rauch und dachte dabei an Amerika und daran, was politisch, ökonomisch und geistig so vor sich ging. Mein Zeitgenosse war ein sechzehnjähriger Junge. Er sah nach Iowa aus; potentiell großartig, ein solider Amerikaner, der jedoch sehr den Kopf hängen ließ. Wenig Schlaf, seit mehreren Tagen nicht die Klamotten gewechselt, ein bisschen Angst etc. Ich wollte unbedingt seinen Namen wissen. Ein Schriftsteller will immer die Wirklichkeit von Gesichtern und Persönlichkeiten erfassen. Iowa sagte: »Ich bin gerade aus Salinas gekommen. Keine Arbeit bei der Salaternte. Jetzt gehe ich nach Norden, nach Portland; ich hau ab.« Ich wollte ihm erzählen, wie es bei mir war: eine Story von *Scribner's* abgelehnt, ein Essay abgelehnt von der *Yale Review*, kein Geld für anständige Zigaretten, abgelatschte Schuhe, alte Hemden, aber ich traute mich nicht, so viel Wind um meine Probleme zu machen. Die Probleme eines Schriftstellers sind immer langweilig, ein bisschen unwirklich. Die Leute denken leicht: *Hat dich denn jemand dazu gezwungen zu schreiben?* Man muss so tun, als wäre man kein Schriftsteller. Ich sagte: »Viel Glück im Norden.« Iowa schüttelte den Kopf. »Das wird eh nichts. Aber ich will's wenigstens versuchen. Hab ja nichts zu verlieren.« Braver Junge, hoffentlich ist er nicht tot, hoffentlich ist er nicht erfroren, mächtig kalt zur Zeit (Dezember 1933), hoffentlich ist er nicht vor die Hunde gegangen; er hat es verdient zu überleben. Iowa, ich hoffe, du hast in Portland Arbeit gefunden; ich hoffe, du verdienst Geld; ich hoffe, du hast dir ein sauberes Zimmer gemietet, mit einem warmen Bett; ich hoffe, du schläfst nachts, isst regelmäßig, kommst wie ein menschliches Wesen daher, bist glücklich. Iowa, meine guten Wünsche begleiten dich. Ich habe mehrmals für dich gebetet. (Trotzdem glaube ich, dass er inzwischen tot ist. Es hatte ihm schon angehaftet an diesem Tag, als ich ihn sah, das gemeine, bösartige Gesicht der Bestie, und zur gleichen Zeit zeigten sämtliche Lichtspielhäuser Amerikas immer und immer wieder einen Zeichentrickfilm, in dem ein Lied mit dem Titel »Wer hat Angst vorm bösen Wolf?« vorkommt, und genau darauf läuft es hinaus: Leute mit Geld lachen über den Tod, der hinterhältig in Jungen wie Iowa hineinkriecht, sie tun so, als gäbe es ihn nicht, lachen in geheizten Lichtspielhäusern. Ich habe für Iowa gebetet, und ich halte mich für einen Feigling. Bestimmt ist er inzwischen tot, und ich sitze in einem kleinen Zimmer und rede über ihn, rede nur.)

Ich begann den jungen Japaner zu beobachten, der Friseur lernte. Er rasierte gerade einen alten Tramp, der ein schreckliches Gesicht hatte, eines dieser Gesichter, die aus Jahren und Jahren des Lebens an den Rändern hervorgehen, Jahren des Nichtsesshaftseins, des Nirgendwohingehörens, des Nichtsbesitzens, und der junge Japaner hielt die Nase auf Abstand (seine Nase), um den Geruch des alten Tramps nicht ertragen zu müssen. Ein trivialer Umstand in einer Erzählung, eine Einzelheit, die nicht in ein Kunstwerk gehört, trotzdem schreibe ich es hin. Ein junger Schriftsteller hat immer Angst, dass ihm vielleicht irgendein bedeutsames Detail entgeht. Er will immer alles einbauen, was er sieht. Ich wollte den Namen des jungen Japaners wissen. Namen interessieren mich ungemein. Ich habe festgestellt, dass die unbekannten am authentischsten sind. Nehmen Sie zum Beispiel einen großen Namen wie Andrew Mellon. Ich beobachtete den jungen Japaner ganz genau. Ich wollte anhand der Art, wie er seine Nase von Mund und Nasenlöchern des alten Mannes fernhielt, verstehen, was er dachte, wie er sich fühlte. Vor Jahren, mit siebzehn, schnitt ich Reben auf dem Weingut meines Onkels nördlich von Sanger, im San Joaquin Valley, und mit mir arbeiteten mehrere Japaner, Yoshio Enomoto, Hideo Suzuki, Katsumi Sujimoto und noch ein, zwei andere. Diese Japaner brachten mir ein paar simple Redewendungen bei – *hallo, wie geht es Ihnen, schöner Tag, nicht wahr?, auf Wiedersehen,* und so weiter. Auf Japanisch sagte ich zu dem Friseurlehrling. »Wie geht es Ihnen?« Er antwortete auf Japanisch: »Sehr gut, danke.« Dann, in makellosem Englisch: »Sprechen Sie Japanisch? Haben Sie in Japan gelebt?« Ich sagte: »Leider nein. Ich kann nur ein, zwei Worte. Ich habe mit Yoshio Enomoto, Hideo Suzuki und Katsumi Sujimoto zusammengearbeitet; kennen Sie sie?« Er wandte sich wieder seiner Arbeit zu und dachte über die Namen nach. Mir war, als flüsterte er »Enomoto, Suzuki, Sujimoto.« Er sagte: »Suzuki. Ein kleiner Mann?« Ich bejahte. Er sagte: »Dann kenne ich ihn. Er wohnt jetzt in San José. Ist inzwischen verheiratet.«

Sie müssen wissen, dass ich mich stark für das interessiere, woran sich die Leute erinnern. Ein junger Schriftsteller sucht Orte auf und redet mit Leuten. Er versucht herauszufinden, woran sie sich erinnern. Ich verwende kein großartiges Material für eine Story. In diesem Werk wird nichts passieren. Ich erfinde keine ausgefallene Handlung. Ich schaffe keine denkwürdigen Figuren. Ich bediene mich keines raffinierten Stils. Ich erzeuge keine dichte Atmosphäre. Ich habe nicht den Wunsch, diese oder irgendeine andere Geschichte der *Saturday Evening Post,* dem *Cosmopolitan* oder *Harper's* zu verkaufen. Ich versuche nicht, mit den großen Autoren zu konkurrieren, Männern wie Sinclair Lewis, Joseph Hergesheimer und Zane Grey, Männern, die sich wirklich aufs Schreiben verstehen, die Geschichten erfinden, die sich verkaufen. Reichen Männern, Männern, die sämtliche Regeln über Handlungsführung, Figurenzeichnung, über Stil, Atmosphäre und diesen ganzen Kram beherrschen. Ich will nicht berühmt werden. Ich bin nicht darauf aus, den Pulitzer-Preis, den Nobel-Preis oder sonst irgendeinen Preis zu gewinnen. Ich bin hier draußen im fernen Westen, in San Francisco, in einem kleinen Zimmer in der Carl Street, und schreibe einen Brief an gewöhnliche Menschen, in dem ich ihnen in einfacher Sprache Dinge erzähle, die sie schon wissen. Ich mache lediglich Aufzeichnungen. Wenn ich also ein wenig umherschweife, dann deshalb, weil ich es nicht eilig habe und weil ich die Regeln nicht kenne. Wenn ich überhaupt irgendeinen Wunsch habe, dann den, zu zeigen, dass alle Menschen Brüder sind. Das sind große Worte, und sie klingen ein bisschen preziös. Im Allgemeinen schämt man sich, solche Worte zu machen. Man hat Angst, dass weltkluge Menschen einen auslachen. Aber das ist mir gleich. Ich fordere weltkluge Menschen auf zu lachen. Dafür ist Weltklugheit schließlich da. Ich glaube nicht an Völker. Ich glaube nicht an Regierungen. Ich sehe das Leben als ein einziges Leben zu einer einzigen Zeit, viele Millionen gleichzeitig, auf der ganzen Welt. Babys, denen man noch keine Sprache beigebracht hat, sind das einzige Volk der Welt, die Menschheit: Alles andere ist nur Verstellung, das, was wir Zivilisation nennen, Hass, Angst, der Wunsch, stark zu sein … Aber ein Baby ist ein Baby. Und an der Art, wie sie schreien, erkennt man, dass alle Menschen Brüder sind, an schreienden Babys. Wir wachsen heran, wir lernen die Worte einer Sprache, und wir sehen das Universum durch die Sprache, die wir kennen, wir sehen es nicht durch alle Sprachen oder durch überhaupt keine Sprache, durch Schweigen zum Beispiel, und wir isolieren uns in der Sprache, die wir kennen. Hier drüben isolieren wir uns im Englischen oder Amerikanischen, wie Mencken es nennt. Alles Ewige, in unseren Worten. Wenn ich irgendetwas will, dann in einer universelleren Sprache sprechen. Das Herz des Menschen, sein ungeschriebener Teil, das, was ewig und allen Völkern gemeinsam ist.

Jetzt bekomme ich allmählich ein schlechtes Gewissen und fühle mich inkompetent. Da habe ich so viel sprachlichen Aufwand getrieben, und trotzdem beschleicht mich das Gefühl, dass ich eigentlich nichts gesagt habe. Das ist es, was einen jungen Schriftsteller um den Verstand bringt, das Gefühl, nichts zu sagen. Jeder gewöhnliche Journalist würde die ganze Geschichte in eine Schlagzeile von drei Worten fassen. Menschen sind Menschen, würde er sagen. Irgendetwas Kluges, mit jeder Menge Implikationen. Aber ich möchte eine

Sprache verwenden, die nur eine einzige Implikation erzeugt. Ich möchte, dass der Sinn präzise ist, und vielleicht ist das der Grund, warum die Sprache so unpräzise ist, ich spaziere um mein Thema, das, was ich vermitteln will, herum und versuche, es aus sämtlichen Blickwinkeln zu betrachten, damit ich ein vollständiges Bild, ein Bild von Vollständigkeit gewinne. Es ist das Herz des Menschen, das ich in diesem Werk zu implizieren versuche.

Lassen Sie es mich noch einmal versuchen: Ich hatte mir schon lange nicht mehr die Haare schneiden lassen und sah allmählich ganz schön verwahrlost aus, also ging ich zum Barber College in der Third Street und setzte mich auf einen Stuhl. Ich sagte: »Lassen Sie es hinten voll. Ich habe einen schmalen Kopf, und wenn Sie es hinten nicht voll lassen, sehe ich aus wie ein Pferd, wenn ich hier rausgehe. Oben können Sie so viel wegnehmen, wie Sie wollen. Keine Lotion, kein Wasser, kämmen Sie's trocken.« Wie Sie sehen, macht Lesen vielseitig und Schreiben genau. Eben das ist passiert. Daraus wird aber keine tolle Geschichte, und das liegt daran, dass ich den Friseur weggelassen habe, den jungen Mann, der mir die Haare geschnitten hat.

Er war hochgewachsen, hatte ein dunkles, ernstes Gesicht, dicke Lippen mit der Andeutung eines allerdings melancholischen Lächelns, dichte Wimpern, traurige Augen, eine große Nase. Ich sah seinen Namen auf der an den Spiegel geklebten Karte: Theodore Badal. Ein guter Name, authentisch, ein guter junger Mann, authentisch. Theodore Badal begann an meinem Kopf zu arbeiten. Ein guter Friseur spricht erst, wenn er angesprochen wird, ganz gleich, wie voll sein Herz sein mag.

»Dieser Name«, sagte ich, »Badal. Sind Sie Armenier?« Ich bin Armenier. Das habe ich schon öfter erwähnt. Die Menschen sehen mich an und machen sich Gedanken, also rücke ich gleich damit raus. »Ich bin Armenier«, sage ich. Oder sie lesen etwas, was ich geschrieben habe, und machen sich Gedanken, also teile ich es ihnen mit. »Ich bin Armenier«, sage ich. Es ist eine nichtssagende Bemerkung, aber man erwartet von mir, dass ich das sage, also sage ich es. Ich habe keine Ahnung, wie es ist, Armenier zu sein, oder wie es ist, Engländer, Japaner oder sonst etwas zu sein. Ich habe eine blasse Ahnung, wie es ist zu leben. Das ist das Einzige, was mich stark interessiert. Das und Tennis. Ich hoffe, eines Tages ein großes philosophisches Werk über Tennis zu schreiben, etwas vom Rang von *Tod am Nachmittag,* aber mir ist klar, dass ich noch nicht so weit bin, ein solches Werk in Angriff zu nehmen. Ich glaube, dass die großangelegte Kultivierung des Tennissports unter den Völkern der Erde viel dazu beitragen wird, Rassenkonflikte, Vorurteile, Hass etc. auszumerzen. Sobald ich meinen Treibschlag und meinen Lob perfektioniert habe, hoffe ich, mit dem Entwurf zu diesem großen Werk beginnen zu können. (Manchen weltklugen Menschen kommt es vielleicht so vor, als versuchte ich mich über Hemingway lustig zu machen. Dem ist nicht so. *Tod am Nachmittag* ist ein ziemlich solides Stück Prosa. Als Prosa ist der Essay über jeden Einwand erhaben. Sogar als Philosophie ist er über jeden Einwand erhaben. Ich halte die darin enthaltene Philosophie für subtiler als die von Will Durant und Walter Pitkin. Hemingway ist selbst da, wo er ein Dummkopf ist, zumindest ein akkurater Dummkopf. Er erzählt einem, was tatsächlich stattfindet, und lässt sich vom Tempo eines Ereignisses keine hastige Darstellung diktieren. Das ist eine ganze Menge. Für die Literatur ist es ein gewisser Fortschritt, Wesen und Bedeutung dessen, was von kurzer Dauer ist, gemächlich zu erzählen.)

»Sind Sie Armenier?«, fragte ich.

Wir sind ein kleines Volk, und wenn einer von uns einem anderen begegnet, ist das jedes Mal ein Ereignis. Wir sehen uns ständig nach jemandem um, mit dem wir in unserer Sprache reden können. Unsere ambitionierteste politische Partei schätzt, dass auf der Welt fast zwei Millionen von uns leben, aber die meisten von uns glauben das nicht. Die meisten von uns setzen sich hin, greifen zu Bleistift und Papier, und dann nehmen wir uns jeweils einen Weltteil vor, überlegen, wie viele Armenier wahrscheinlich höchstenfalls in diesem Teil leben, schreiben die höchste Zahl auf und gehen dann zu einem anderen Teil über – Indien, Russland, die armenische Sowjetrepublik, Ägypten, Italien, Deutschland, Frankreich, Amerika, Südamerika, Australien usw. –, und wenn wir unsere hoffnungsvollsten Zahlen addieren, beläuft sich die Summe auf etwas weniger als eine Million. Dann halten wir uns vor Augen, wie groß unsere Familien sind, wie hoch unsere Geburten- und wie niedrig unsere Sterberate ist (außer in Kriegszeiten, wenn Massaker die Sterberate erhöhen), stellen uns vor, wie rasch wir uns vermehren, wenn man uns ein Vierteljahrhundert lang in Ruhe lässt, und sind ziemlich glücklich. Wir lassen jedes Mal Erdbeben, Kriege, Massaker, Hungersnöte etc. außer Acht, und das ist ein Fehler. Ich erinnere mich an die Nahosthilfe-Veranstaltungen in meiner Heimatstadt. Mein Onkel ist dort immer als Redner aufgetreten und brachte regelmäßig einen ganzen Saal voller Armenier zum Weinen. Er war Rechtsanwalt und ein großer Redner. Nun, zunächst war das Problem der Krieg. Unser Volk wurde vom Feind vernichtet. Wer nicht ums Leben gekommen war, hatte kein Zuhause mehr und hungerte, *unser eigen Fleisch und Blut,* sagte mein Onkel, und wir alle weinten. Und wir sammelten Geld und schickten es unseren Leuten im alten Land. Dann, nach dem Krieg, als ich schon etwas größer war, gab es eine weitere Nahosthilfe-Veranstaltung, und mein Onkel stand auf der Bühne des Civic Auditorium meiner Heimatstadt und sagte: »Gott sei Dank ist es diesmal nicht der Feind, sondern ein Erdbeben. Gott hat uns leiden lassen. Wir haben Ihn durch Irrungen und Wirrungen, durch Leid, Krankheit und Folter und (mein Onkel begann zu weinen, zu schluchzen) durch äußerste Verzweiflung hindurch angebetet, und nun hat Er das getan, und wir loben Ihn dennoch, wir beten Ihn dennoch an. Wir verstehen Gottes Wege nicht.« Nach der Veranstaltung ging ich zu meinem Onkel und fragte: »Hast du das ernst gemeint, was du über Gott gesagt hast?« Und er sagte: »Das war Rhetorik. Wir müssen Geld aufbringen. Was denn für ein Gott? Das ist doch Quatsch.« »Und als du geweint hast?«, fragte ich, und mein Onkel sagte: »Das war echt. Ich konnte nicht anders. Ich musste weinen. Warum, Herrgott nochmal, müssen wir diese ganze gottverdammte Hölle durchmachen? Womit haben wir diese ganze Qual verdient? Die Menschen lassen uns nicht in Ruhe. Gott lässt uns nicht in Ruhe. Haben wir irgendwem irgendetwas getan? Sind wir nicht eigentlich fromme Menschen? Welche Sünde sollen wir begangen haben? Gott widert mich an. Ich habe die Menschen satt. Dass ich bereit bin, aufzustehen und zu reden, liegt nur daran, dass ich mich nicht traue, den Mund zu halten. Ich kann den Gedanken nicht ertragen, dass noch mehr von unseren Leuten sterben. Herr Gott, haben wir irgendwas getan?«

Ich fragte Theodore Badal, ob er Armenier sei.

Er sagte: »Ich bin Assyrer.«

Na, das war immerhin etwas. Die Assyrer kamen aus unserem Teil der Welt, sie hatten Nasen wie wir, Augen wie wir, Herzen wie wir. Sie hatten eine andere Sprache. Wenn sie etwas sagten, konnten wir sie nicht verstehen, aber sie waren uns sehr ähnlich. Es war nicht ganz so erfreulich, wie wenn Badal Armenier gewesen wäre, aber es war immerhin etwas.

»Ich bin Armenier«, sagte ich. »In meiner Heimatstadt habe ich ein paar assyrische Jungs gekannt, Joseph Sargis, Nito Elia, Tony Saleh. Kennen Sie einen davon?«

»Joseph Sargis, den kenne ich«, sagte Badal. »Die anderen nicht. Wir haben bis vor fünf Jahren in New York gewohnt, dann sind wir in den Westen gegangen, nach Turlock. Dann sind wir nach San Francisco gezogen.«

»Nito Elia«, sagte ich, »ist Hauptmann bei der Heilsarmee.« (Nicht, dass irgendwer glaubt, ich würde irgendetwas erfinden oder versuchen, witzig zu sein.) »Tony Saleh«, sagte ich, »ist vor acht Jahren ums Leben gekommen. Er ist auf einem Pferd geritten und wurde abgeworfen, und das Pferd ist durchgegangen. Tony hing mit einem Bein im Steigbügel fest, und das Pferd galoppierte eine halbe Stunde durch die Gegend und blieb dann stehen, und als man zu Tony kam, war er tot. Er war damals vierzehn. Ich bin mit ihm zur Schule gegangen. Tony war ein sehr kluger Junge, sehr gut im Rechnen.«

Wir begannen uns über die assyrische und die armenische Sprache zu unterhalten, über die alte Welt, die Verhältnisse dort drüben usw. Ich bekam einen Haarschnitt für fünfzehn Cent und gab mir zugleich alle Mühe, etwas zu lernen, mir irgendeine neue Wahrheit anzueignen, irgendein neues Verständnis vom Wunder des Lebens, der Würde des Menschen. (Der Mensch hat sehr viel Würde, glauben Sie ja nicht, dass nicht.)

Badal sagte: »Ich kann kein Assyrisch lesen. Ich bin in der alten Welt geboren, aber ich will darüber hinwegkommen.«

Er hörte sich müde an, nicht physisch müde, sondern seelisch.

»Wieso?«, sagte ich. »Wieso wollen Sie darüber hinwegkommen?«

»Na ja«, lachte er, »einfach deshalb, weil dort drüben alles am Ende ist.« Ich gebe seine Worte präzise wieder und füge nichts Eigenes hinzu. »Wir waren einmal ein großes Volk«, fuhr er fort. »Aber das war gestern, vorgestern. Inzwischen sind wir nur noch ein Thema in Alter Geschichte. Wir hatten eine große Kultur. Man bewundert sie noch heute. Jetzt bin ich in Amerika und lerne, Haare zu schneiden. Als Volk sind wir am Ende, wir sind fertig, es ist alles vorbei, wieso soll ich lernen, die Sprache zu lesen? Wir haben keine Schriftsteller, wir haben keine Nachrichten – oder doch, ein paar Nachrichten gibt es: Ab und zu ermutigen die Engländer die Araber, uns zu massakrieren, das ist alles. Es ist eine alte Geschichte, wir kennen sie in- und auswendig. Überhaupt erreichen uns die Nachrichten via Associated Press.«

Diese Äußerungen waren schmerzlich für mich, einen Armenier. Dass meine Leute vernichtet werden, ist mir immer sehr nahegegangen. Noch nie hatte ich einen Assyrer auf Englisch über solche Dinge reden hören. Ich empfand viel Liebe für diesen jungen Burschen. Verstehen Sie mich nicht falsch. Heutzutage gehen die Gedanken schnell in Richtung Homosexueller, wenn ein Mann von Zuneigung zu einem anderen Mann spricht. Inzwischen glaube ich, dass ich Zuneigung zu allen Menschen empfinde, selbst zu den Feinden Armeniens, die ich so taktvoll ungenannt gelassen habe. Jeder weiß, wer sie sind. Gegen viele von ihnen habe ich nichts, weil ich sie als einen einzigen Menschen sehe, der nur ein einziges Leben führt, und ich weiß, ich bin mir vollkommen sicher, dass ein einziger Mensch nicht zu den Gräueltaten imstande ist, die aufgehetzte Horden verüben. Ich habe nur etwas gegen aufgehetzte Horden.

»Tja«, sagte ich, »bei uns ist es ganz ähnlich. Wir sind auch alt. Wir haben noch unsere Kirche. Wir haben noch ein paar Schriftsteller, Aharonian, Isahakian und noch ein paar, aber ansonsten ist es ganz ähnlich.«

»Ja«, sagte der Friseur. »Ich weiß. Wir haben auf die falschen Dinge Wert gelegt. Wir haben auf die einfachen Dinge Wert gelegt, auf Frieden und Familie. Wir haben keinen Wert auf Maschinen, Eroberung und Militarismus gelegt. Wir haben keinen Wert auf Diplomatie, Täuschung und die Erfindung von Maschinengewehren und Giftgasen gelegt. Es hat keinen Sinn, enttäuscht zu sein. Wir haben unsere guten Zeiten hinter uns.«

»Wir sind voller Hoffnung«, sagte ich. »Es gibt keinen Armenier, der nicht immer noch von einem unabhängigen Armenien träumt.«

»Träumen?«, sagte Badal. »Na, das ist doch immerhin etwas. Assyrer können nicht einmal mehr träumen. Wissen Sie eigentlich, wie viele es von uns noch auf der Welt gibt?«

»Zwei, drei Millionen«, schätzte ich.

»Siebzigtausend«, sagte Badal. »Das ist alles. Siebzigtausend Assyrer auf der ganzen Welt, und die Araber bringen uns trotzdem noch um. Letzten Monat haben sie bei einem kleinen Aufstand siebzig von uns umgebracht. In der Zeitung stand eine kurze Meldung. Weitere siebzig von uns vernichtet. Bald werden wir ausgerottet sein. Mein Bruder ist mit einer Amerikanerin verheiratet und hat einen Sohn. Es gibt keine Hoffnung mehr. Wir versuchen, Assyrien zu vergessen. Mein Vater liest immer noch eine Zeitung, die aus New York kommt, aber er ist ein alter Mann. Er wird bald tot sein.«

Dann änderte sich sein Tonfall, er hörte auf, als Assyrer zu sprechen, und sprach stattdessen als Friseur. »Habe ich oben genug weggenommen?«, fragte er.

Der Rest der Geschichte ist belanglos. Ich sagte auf Wiedersehen zu dem jungen Assyrer und verließ den Friseursalon. Ich ging vier Meilen durch die Stadt zu meinem Zimmer in der Carl Street. Ich dachte über die ganze Sache nach: über Assyrien und diesen Assyrer. Über Theodor Badal, der Friseur lernte, die Traurigkeit seiner Stimme, die Hoffnungslosigkeit seiner Haltung. Das war vor Monaten, im August, doch seither denke ich über Assyrien nach und will etwas über Theodore Badal sagen, Sohn eines alten Volkes, selbst jung und aufgeweckt, aber ohne Hoffnung. Siebzigtausend Assyrer, bloße siebzigtausend Angehörige dieses großen Volkes, und alle anderen im Tod verstummt, alle Größe zerfallen und missachtet, ein junger Mann in Amerika, der Friseur lernt, und ein junger Mann, der bitter den Lauf der Geschichte beklagt.

Warum erfinde ich keine Handlungen und schreibe schöne Liebesgeschichten, die sich verfilmen lassen? Warum lasse ich diese unwichtigen, langweiligen Sachen nicht sausen? Warum versuche ich nicht, dem amerikanischen Lesepublikum zu gefallen?

Nun ja, ich bin Armenier. Michael Arlen ist auch Armenier. Er gefällt dem Publikum. Ich bewundere ihn sehr, und ich finde, er hat einen sehr schönen Stil und so weiter, aber ich will nicht über die Menschen schreiben, über die er gern schreibt. Diese Menschen waren von vornherein tot. Nehmen Sie Iowa, den jungen Japaner und Theodore Badal, den Assyrer; mag sein, dass sie, wie Iowa, physisch oder, wie Badal, seelisch zugrunde gehen, aber sie sind aus dem Stoff, der ewig ist, und das ist der Stoff, der mich interessiert. Man findet sie nicht an schönen Orten, wo sie witzige Bemerkungen über Sex machen oder triviale Bemerkungen über Kunst. Man findet sie, wo ich sie gefunden habe, und es wird sie ewig geben, die Menschheit, den Teil der Menschheit, von Assyrien ebenso sehr wie von England, der sich nicht vernichten lässt, den kein Massaker vernichtet, den kein Erdbeben, kein Krieg, keine Hungersnot, kein Wahnsinn und auch sonst nichts vernichten kann.

Dieses Werk ist zum Gedenken an Iowa, an Japan, an Assyrien, an Armenien, an die Menschheit überall, an ihre Würde, an die Bruderschaft alles Lebendigen. Ich rechne nicht damit, dass Paramount Pictures dieses Werk verfilmt. Ich denke an siebzigtausend Assyrer, an jeden einzelnen, lebendig, ein großes Volk. Ich denke an Theodore Badal, der siebzigtausend Assyrer und siebzig Millionen Assyrer, Assyrien und die Menschheit verkörpert, wie er 1933 in einem Friseursalon in San Francisco steht und trotzdem, er persönlich, ein ganzes Volk ist.

Die kleine Miss Universe

Im Kentucky Pool Room, Opera Alley 1 in San Francisco, gab es in Sachen Pferde drei Autoritäten: Mr. Levin, ein fetter, fünfzigjähriger Gentleman, der liebevoll das Fass genannt wurde, weil er einem Fass ähnelte; San Jose Red, ein nervöser, dünner Mensch von fünfundsechzig Jahren; und ein ordentlich gekleideter Zwanzigjähriger, der unter dem Namen Willie bekannt war. Diese drei Gentlemen wussten mehr über Rennpferde als irgendwer sonst auf der Welt und übrigens auch, wie jemand behauptet hatte, mehr als die Pferde selbst. Trotzdem fehlten ihnen fast ständig die Mittel, mit denen sie auf die Pferdchen hätten setzen können. Jeder führte akkurat Buch darüber, was er gewonnen haben würde, wenn er Geld zum Wetten gehabt hätte, und der für jeden Tag errechnete Gewinn war ziemlich erstaunlich; für einen Monat war er atemberaubend. Wenn beispielsweise Willie vor einem Monat einen halben Dollar gehabt hätte, den er auf *Panther Rock* hätte setzen können, dann besäße er heute – also, um genau zu sein (er schlug ein kleines Buch voller ordentlich geschriebener Zahlen auf) – zehntausendzweihundertsechsundachtzig Dollar und fünfundvierzig Cent.

»Und die«, sagte Willie, »könnte ich auch gut gebrauchen.«

Willie hatte ein System. Er schlug die Pferde in sämtlichen Rennen nach und suchte sich das mit der schlechtesten Rennbilanz aus. »Dieses Pferd«, erklärte er, »hat bis jetzt getrödelt. Es ist als Zuschauer um die Bahn getrabt und hat sich das Rennen von einer günstigen Position aus angesehen. Aber heute wird es gewinnen. Sogar ein Pferd muss die Monotonie einmal durchbrechen. Es wird aus schierer Langeweile gewinnen. Seine Mutter war *Ella Faultless,* und ihr wisst, was die gemacht hat.«

»Nein«, sagte jemand, »was hat sie denn gemacht?«

»Na ja«, sagte Willie, »vor fünf Jahren ist sie fünfundzwanzig Mal gestartet und kein einziges Mal unter die ersten drei gekommen. Sie ist wunderschön gelaufen, aber sie hat sich nicht angestrengt. Dann ist sie ganz plötzlich aufgewacht und hat sechs Rennen hintereinander gewonnen.«

Willie schaute mit einer Miene tiefer Weisheit in die Gesichter seines kleinen Publikums, als sei kraft göttlicher Gnade von allen Sterblichen er allein mit der Gabe gesegnet, eine derart bemerkenswerte Leistung zu begreifen.

»Peng«, sagte er gefühlvoll.

»Eins.

Zwei.

Drei.

Vier.

Fünf ... SECHS!

Hintereinander. Stellt euch das vor.« Er artikulierte die kurzen Worte deutlich, entließ sie aus seinem Mund mit dem ganzen Schmerz, der Präzision und dem Stolz eines Huhns, das ein Ei legt.

»Irgendwer muss das Pferd wütend gemacht haben«, sagte der junge Zocker namens Blewett. Von Beruf war er Friseur.

Willie lächelte Blewett an und flüsterte vertraulich: »Genauso ist es – irgendein Pferd muss sie wütend gemacht haben. Wir kriegen so was nicht mit, weil es nicht in den Rennzeitungen steht. Aber es passiert ruckzuck, dass ein Pferd ein anderes Pferd sauer macht. Erinnert ihr euch noch an *Mr. Goofus?* Das war vielleicht einer!«

»Was hat er gemacht?«, fragte Blewett.

»Das war ein Pferd«, sagte Willie. Er hielt inne, um Luft zu holen für die bemerkenswerte Feststellung, die er gleich treffen würde. »Das war ein Pferd«, wiederholte er, »das schon fast menschlich war.«

»Lachhaft«, sagte D.L. Conrad, ein Buchhalter, der Racecards an seine diversen Kumpel im Pool Room verteilt hatte. »Wer hat denn so was schon mal gehört? Wie kann ein Pferd fast menschlich sein?«

»Wenn ich das eben erklären dürfte«, sagte Willie mit dem gebieterischen Gebaren eines Herzogs, der sich an einen Kleinbauern wendet. »Für menschliche Wesen ist es typisch, dass sie miteinander konkurrieren, nicht wahr? Im Sport. In der Wirtschaft. Im Leben selbst. Und außerdem, jawohl, auch in der Liebe.«

»Zugegeben«, sagte Mr. Conrad, der Buchhalter. »Aber was hat das mit Mr. Goober, oder wie der hieß, zu tun?«

»Moment«, sagte Willie ungeduldig. »Wenn Sie mich eben noch ausreden lassen, werden Sie es gleich erfahren. Also: Ich habe gesagt, *Mr. Goofus* war fast schon menschlich. Genau so meine ich es auch. Er war ein Pferd, das die Seele eines Menschen hatte. Kurz gesagt, er war bösartig. Er war ein Fiesling. Bitte unterbrechen Sie mich nicht. Wenn *Mr. Goofus* das Feld angeführt hat und ein anderes Pferd ihn zu überholen versuchte, dann hat er sich umgedreht und dieses Pferd gebissen. Dass ein anderes Pferd an ihm vorbeizog, hat ihn wütend gemacht. Das mochte er nicht. Natürlich haben sie ihn ein paarmal disqualifiziert, aber das spielte keine Rolle. Er hat sämtlichen Pferden Angst gemacht, und es kam nicht oft vor, dass sie versucht haben, an ihm vorbeizuziehen. Er hatte ein schreckliches Auge, hieß es. Ein Blick, und alles war vorbei. *Mr. Goofus* hat viele Rennen gewonnen, und er hat Pferde geschlagen, die erheblich schneller waren. Man muss sich mit Pferdepersönlichkeiten beschäftigen. Das ist ein Element, das von Handicappern fast ausnahmslos übersehen wird. Psychologie. Pferde haben das. Altmodisch zu sein bringt nichts. Es gibt kein einziges Rennpferd, das nicht aus besserer Zucht kommt als der Durchschnittsmensch. Man kann nicht erwarten, dass solche Tiere lange unzivilisiert bleiben. Nach einer Weile werden sie zwangsläufig bösartig.«

»Quatsch«, sagte Mr. Conrad lachend. »Ein Pferd ist ein Pferd. Sagen Sie mir, wer das dritte Rennen in Arlington gewinnt, und wir trinken ein Bier zusammen.«

»Ich gebe *keine* Tipps«, sagte Willie voller Stolz. »Mir gefällt *Miss Universe.*«

Mr. Conrad zog ein schiefes Gesicht. »Ich bitte Sie«, sagte er, »dieses Pferd ist im vergangenen Monat elfmal gestartet, und sein bestes Ergebnis war ein sechster Platz.«

»Ich weiß«, sagte Willie. »Die Fakten sind mir bekannt. Trotzdem mag ich sie.«

»Ich setze auf *Polly's Folly*«, sagte Mr. Conrad. Die Stute war das, was man einen heißen Favoriten nennt. Ihre Quote lag bei dürftigen sechs zu fünf auf Sieg, während die von *Miss Universe* bei zwanzig zu eins lag. Trotzdem sagte Willie: »Ich hoffe, Sie haben Glück.«

Willie setzte sich an einen Tisch und zückte sein Notizbuch und einen Stift. Unter der Rubrik *Satte Pferde* schrieb er den Namen *Polly's Folly.* Neben anderen Namen stand unter dieser Rubrik auch der des großen *Equipoise.* Nach Willies bescheidener Einschätzung hatte dieses Pferd alles satt; das Gewinnen, das Rennen, den ganzen Betrieb im Allgemeinen. Willie, hiermit sei es gesagt, ein von Natur aus überlegener Mensch, mochte überlegene Pferde nicht und schätzte innig diejenigen, die von den meisten Wettern geringgeschätzt wurden. Zum Beispiel hegte unter den Millionen von Pferdewettern in Amerika er allein Hoffnungen auf den letztendlichen Erfolg der zweijährigen Stute *Miss Universe.* Für Willie war dieses Pferd nicht einfach bloß ein Pferd. Es war etwas Subtileres, etwas Mystischeres. Mit dem Erfolg von *Miss Universe* würde sich auch für Willie selbst der Erfolg einstellen. Er hatte für jede ihrer miserablen Leistungen ein spezielles Alibi, ein psychologisches Alibi. Außerdem war der Name schön. Er war poetisch. Kein anderes Pferd in der Geschichte des Rennsports hatte einen so herrlichen Namen gehabt. Ein solches Pferd konnte nicht scheitern. Das wäre unnatürlich.

Mr. Levin, genannt das Fass, hatte ebenfalls ein System. Es war rein äußerlich gesehen komplizierter als das von Willie, aber beileibe nicht so subtil. Willies System war zentrifugal, es wirkte – ausgehend vom Verstand, der Seele und der Persönlichkeit des Pferdes – nach außen. Dreh- und Angelpunkt von Mr. Levins System war das gewaltige Panorama der Erde selbst. Für ihn waren die Pferde bloße Marionetten, hilflos und ein bisschen dumm. Er wollte hinter die dunklen Geheimnisse von Besitzern, Jockeys und gewieften Zockern kommen. Sein System zog sämtliche physischen Fakten im

Zusammenhang mit einem Rennen in Betracht: die Distanz, das Gewicht und die Fähigkeiten des Jockeys, die Neigungen von Besitzer und Trainer des Pferdes, das Wetter bei der Rennbahn, das Wetter in Iowa, die Anzahl der beim Rennen anwesenden Menschen, Lastwagenladungen von Rohprodukten, Ereignisse in Deutschland im Zusammenhang mit der Judenverfolgung, den Zustand seines eigenen Magens und den Geldbetrag, den die mit einem Tipp versorgte Person bei sich hatte.

Kurz gesagt, alles.

Mr. Levin war ein trister Realist. Willie dagegen war ein Mystiker.

Womit mein Dokument (denn dies ist ein Dokument, wie ich bald zeigen werde) zum Fall von Mr. San Jose Red kommt. Ich habe bereits gesagt, dass er ein dünner, nervöser Mensch von fünfundsechzig Jahren war. Sie dürfen sich allerdings nicht vorstellen, er wäre ein alter Mann, denn das war er nicht. (Ein junger Mann redete ihn einmal in aller Unschuld mit *Opa* an und wurde für diese Taktlosigkeit streng getadelt. »Nennen Sie mich nicht Opa«, sagte San Jose Red. »Ich spaziere jeden Tag mit fünfhundert Dollar aus diesem Laden.« Das war eine groteske Übertreibung, aber San Jose Red hatte offenbar die Vorstellung, dass jemand, der mit Pferdewetten Geld verdiente, unmöglich alt sein konnte.) Er hatte die schlanke Gestalt eines Jungen, die Stimme eines Jungen und leider auch die Vernunft eines solchen. Er war Ire. Er war zornig. Er paffte voller Trotz an seiner Pfeife. Er gab eine phantastische Unwahrheit nach der anderen von sich, und zwar in aller Unschuld und ohne jede Sünde, da er selbst auch noch seine grässlichsten Lügen glaubte. Es war allgemein bekannt, dass er nie auch nur einen Dime in der Tasche hatte. Trotzdem behauptete er unverdrossen, er gewinne nicht weniger als fünfhundert Dollar pro Woche, und zwar netto. Wenn man ihn richtig zornig machte, verkündete er, wie ich bereits angedeutet habe, er verdiene diese Summe *jeden Tag*. Er war außerordentlich leichtsinnig mit diesen Beträgen und warf mit der Achtlosigkeit des geborenen Verschwenders mit riesigen Zahlen um sich. Man wusste nichts Eindeutiges über ihn, obwohl sich aus seinem Namen schließen ließ, dass er einmal in oder nahe der Stadt San Jose gelebt hatte, die hundert Kilometer südlich von San Francisco im Santa Clara Valley liegt.

Selbstverständlich hatte San Jose Red ebenfalls ein System. Es war das Gespött des Kentucky Pool Room, aber San Jose Red glaubte felsenfest daran. Nach jedem Rennen kritzelte der hitzige alte Kauz den Namen des Siegers auf ein kleines Stück Pappe, drängte sich durch die Menge, fuchtelte dabei wild mit diesem Dokument herum und zeterte wie von Sinnen, aber mit einem seligen Lächeln auf seinem prächtigen irischen Gesicht: »Seht ihr? *Black Patricia.* Was hab ich euch gesagt? Gestern Abend habe ich mir dieses Pferd ausgeguckt.« Und dann erzählte er irgendeinem Fremden, wie viel er jeden Tag absahnte.

Dieses System ist natürlich nichts weniger als unfehlbar; das heißt, es ist sehr viel mehr als unfehlbar, denn es hat bislang noch kein Pferderennen gegeben, bei dem nicht mindestens ein Pferd gewonnen hat. Unter den gegebenen Umständen muss man dieses System als philosophisches (vielleicht sogar wissenschaftliches) System bezeichnen, und San Jose Red muss zugleich als Philosoph und als Wissenschaftler gelten, als eine Art Albert Einstein mit kleinen Anteilen von

Oswald Spengler, Walter Lippman und Associated Press als abrundender Zutat. Auf dieser wissenschaftlichen Basis beschleunigt sich die Philosophie; man wartet, bis etwas geschieht, und erklärt dann, dass es geschehen ist. Man kann nichts falsch machen; man hat die Wissenschaft, die Statistik, rechtsgültige Dokumente und auch sonst alles auf seiner Seite. Auf seine Weise ist es das einzige, dem Menschen bekannte System, das auch nur einen Heller wert ist, oder wie das heißt. Aber man muss vollkommen phantasielos sein, um sich damit abzugeben. Oder man muss, wie San Jose Red, an die Rückwirkung von Ereignissen glauben. Einfacher ausgedrückt, man muss die Folge eines Ereignisses mit dem Zustand verwechseln, der dem Ereignis unmittelbar vorausging. Oder, noch schlichter formuliert, man muss – nun ja, man muss fünfundsechzig sein, Ire, pleite, zornig, frustriert und wütend auf die ganze Welt. Man muss sich sämtliche Gewinnchancen einräumen, eine Million zu eins, oder Zahlen verwenden, wie sie im Allgemeinen zur Altersbestimmung des Universums (oder so was) verwendet werden, sechzig Billionen zu eins.

Jetzt verstehen Sie vielleicht allmählich, dass es sich hier tatsächlich um ein Dokument handelt, und zwar um ein tiefsinniges; ein Dokument mit enormen Weiterungen. Für den unbedarften Leser und für Kinder werde ich eine dieser Weiterungen andeuten.

Zocken, auf Pferde wetten, ist unter anderem eine Lebensweise. Die Art und Weise, wie ein Mensch zu zocken beschließt, liefert Hinweise auf seinen Charakter oder seinen Mangel daran. Kurz gesagt, das Zocken ist ein Spiel, eine Philosophie, so wie der Stierkampf in Spanien ein Spiel und eine

Philosophie ist, wie Mr. Hemingway auf fünfhundert Seiten Kleindruck und zwei, drei Dutzend Fotos dargetan hat. Natürlich wäre dieses Dokument ergiebiger, wenn ich es um Fotos von San Jose Red, Mr. Levin und Willie in verschiedenen Posen und in verschiedenen entscheidenden Momenten ergänzte. Beispielsweise würde ich Ihnen gern eine fotografische Darstellung davon zeigen, wie San Jose Red hektisch mit dem Namen eines Siegers herumfuchtelt oder wie Mr. Levin demütig hinter seinem Bauch steht und einem achtzehnjährigen Jungen erklärt, wie man auf Pferde wettet, oder wie sich Willie in seinem tadellos gebügelten Zwölf-Dollar-Anzug über den subtilen Aufbau des Pferdegehirns auslässt. Nicht, dass diese Menschen nicht wirklich aus Fleisch und Blut wären (Sie können jederzeit in die Opera Alley 1 gehen und sich selbst davon überzeugen), aber das Licht im Kentucky Pool Room ist ziemlich duster, und außerdem habe ich meine Kamera mittlerweile versetzt.

Von Rechts wegen müsste mein Dokument an dieser Stelle enden, aber ein solcher Schluss wäre kunstlos. Was soll denn das für eine Story sein?, würden die Leser sich fragen. Keine Handlung, kein Ausgang, kein Höhepunkt, nichts Spannendes.

Na schön. Ich werde eine Handlung folgen lassen. Ich werde einen Ausgang fabrizieren, einen Höhepunkt, und ich werde Spannung erzeugen. (Wohlgemerkt, im Kentucky Pool Room passiert eigentlich nie etwas. Wetten werden abgeschlossen, ein paar Glückliche kassieren, aber auf lange Sicht verlieren alle. So sehen die Fakten aus. Tagein, tagaus kommen Willie, Mr. Levin und San Jose Red und warten auf die Rennen, aber eigentlich passiert nie etwas, wenn ich also eine

Geschichte bastle, dann ist es nicht meine Schuld, sondern die der Kunst.)

Also, Willie sitzt am Tisch. Das nächste Rennen ist das dritte in Arlington. Mr. Levin dreht sich mit geschnorrtem Papier und Tabak eine Zigarette. Dabei erzählt er dem Mann, von dem er den Tabak geschnorrt hat, ein Pferd namens *Wacoche* werde das Rennen gewinnen. Und zwar mit sechs Längen Vorsprung, sagt Mr. Levin, der sich elend und einsam fühlt.

San Jose Red ist nicht zu sehen. Er kommt erst nach dem Rennen herein. Kein Mensch weiß, wo er zwischen den Rennen hingeht, aber er ist immer erst zu sehen, wenn der Sieger bekanntgegeben wird.

An dieser Stelle möchte ich kurz unterbrechen. Jeder sieht selbst, dass jetzt unzählige Geschichten möglich sind. Beispielsweise könnte ich – wie ein junger Mann tatsächlich einmal von sich selbst – sagen, Willie habe in einem müßigen Moment aus purer Gewohnheit Daumen und Zeigefinger in die obere rechte Westentasche gesteckt und dort eine schwere Münze ertastet, die sein Herz augenblicklich schneller schlagen lassen und sich als solider amerikanischer Halbdollar erwiesen habe. Ich könnte weiter sagen, Willie sei zu Smithy, dem Angestellten des Buchmachers geeilt, habe den ganzen Halbdollar auf einen Sieg von *Miss Universe* gesetzt, und ferner, *Miss Universe* sei zum Leben erwacht und habe das Rennen gewonnen, wodurch der gewaltige Betrag von zehn Dollar in die Tasche von Willies ordentlicher Hose gelangt sei. Und ich könnte damit fortfahren, Willie habe von diesem Zeitpunkt an, wie von ihm selbst erträumt, Glück gehabt und sei aus diesen bescheidenen Anfängen in knapp einer Woche der Besitzer von vierhundertzweiundsechzig

Dollar und elf Cent geworden. Um der Romantik willen könnte ich sagen, er sei in eine schöne junge Stenografin verliebt gewesen, die ihn erst habe heiraten wollen, wenn er genug Geld verdient habe, um die Heiratserlaubnis und einen billigen Ring zu kaufen. Und so weiter.

Über Mr. Levin und San Jose Red könnte ich alles Mögliche sagen, wodurch diese Erzählung interessant und spannend würde, aber, mit Verlaub, ich *kann nicht.* Es ist mir unmöglich zu lügen, auch wenn Mr. Kipling erklärt hat, Schriftsteller könnten niemals lügen, und selbst wenn sie es täten, offenbarten sie unbewusst eine tiefere Wahrheit. Aber über diese Menschen kann ich mir nichts aus den Fingern saugen. Ihre Geschichten sind für sich genommen spannend genug. Versuchen wir, uns mit der dürftigen Romantik zu begnügen, die rührenderweise in der hässlichen Wahrheit liegt.

Wir kehren also zurück. Es ist Donnerstag. Dreizehn Uhr vierundzwanzig. In ungefähr sechs Minuten wird in Arlington das dritte Rennen gestartet.

So viel zur Ausgangssituation.

Jetzt fängt der Spaß an.

Ich schlendere über die Third Street, ein melancholisch aussehender junger Autor auf der Suche nach Material für eine Erzählung. Es ist ein heller Tag, die Sonne ist warm, und sogar die verlorenen Männer auf dieser trostlosen Straße scheinen in ihren unrasierten Gesichtern die Helligkeit des Tages widerzuspiegeln. Ich esse in aller Ruhe kalifornische Pfirsiche, als mir plötzlich drei Männer auffallen, die in rascher Folge durch einen schmalen Eingang mit dem Schild *Cairo Club, Gentlemen* eilen. Ihre Hast hat etwas Spannendes. Ich beschließe herauszufinden, wohin sie gehen und warum.

Keine halbe Minute später geht ein weiterer Mann rasch und ungeduldig durch ebendieses Tor. Dann noch einer. Und noch einer. Der letzte hat es furchtbar eilig; nervös klimpert er mit zwei Münzen in seiner rechten Hand. Ich folge ihm in leichtem Laufschritt und sehe mich, meinem Vorgänger dicht auf den Fersen, einen schmalen, dunklen Gang entlanghetzen. Wir biegen zweimal ab, öffnen ebenso viele Türen und treten schließlich in die Düsternis eines schmalen Spalts zwischen dem Winchester Hotel, Zimmer ab 35 Cents, und dem Westchester Hotel, gleiche Preiskategorie.

Es ist die Opera Alley!

Ich lese das Schild *Opera Alley Nummer Eins* über der Schwingtür des Kentucky Pool Room und beeile mich einzutreten. Opera Alley Nummer Eins ist ein großer, dunkler, rechteckiger Raum, der fünf Tische, vierzehn Stühle, sechs Bänke und dreizehn Spucknäpfe enthält; ganz zu schweigen von dreiundsechzig Männern, darunter Mr. Levin und Willie. (San Jose Red ist, wie schon erwähnt, vorderhand nicht zu sehen.) Ich bin dort. Ich selbst, der Autor. Wie ich sehe, sehnt sich Mr. Levin schmerzlich danach, jemandem einen Tipp zu geben. Und ich sehe Willie am Tisch sitzen, makellos, das Gesicht vor Mangel an Charakter schimmernd, seine ganze physische Erscheinung der Inbegriff eleganter Ziellosigkeit. Trotzdem, er ist der gepflegteste Mensch im Raum, deshalb setze ich mich auf den Stuhl neben ihm.

In genau vier Minuten und zwölf Sekunden wird *Miss Universe* in Gesellschaft von sieben anderen Pferden im Arlington Park in Chicago über die Bahn zu preschen beginnen. Es gibt keine Zeit zu verlieren, aber ich habe absolut keine Ahnung von Pferden oder Pferderennen.

Volle fünfzehn Sekunden lang höre ich nicht einmal ein beiläufiges Wort von den Lippen meines Zeitgenossen. (Neun von zehn Zockern führen gewohnheitsmäßig Selbstgespräche. Aber nicht Willie.) Ich beschließe, ihm eine Zigarette anzubieten. Er erwidert:

»Danke. Ich rauche nicht.«

Ich bin verblüfft. Welch ein Charakter! Welch eine Disziplin! Nicht zu rauchen in dieser Atmosphäre der Hoffnung, Furcht und seelischen Zappeligkeit. Es ist unglaublich.

Obwohl mir durchaus klar ist, was hier vorgeht, sage ich, um Konversation zu machen, zu Willie:

»Was geht hier eigentlich vor?«

Die Augen, mit denen er mich ansieht, sind plötzlich verwandelt. Ich entdecke in ihnen das jähe Hochschlagen großer Hoffnung.

Ich bin, um es ganz offen zu sagen, ein Grünschnabel, und vielleicht wird Willie ja doch auf *Miss Universe* setzen können – mit meinem Geld. Trotzdem geht er subtil zu Werke.

»Wie meinen?«, sagt er gewählt.

Ich wiederhole meine Frage, und Willie erzählt mir die gesamte Geschichte des Pferderennsports, erzählt von den Tricks der Besitzer, den Gewohnheiten der Jockeys, den Idiosynkrasien der Pferde und der Gedankenlosigkeit der meisten Zocker. Und während er mit einer Miene von großer Muße spricht, vermittelt er alle diese Informationen gleichwohl in weniger als zwanzig Sekunden. Er ist selbst ein Vollblut.

Unterdessen habe ich die rechte Hand in meine Westentasche geschoben, wo sie beim Ertasten meines letzten Dollars zaghaft erschauert, des Dollars, der für eine weitere lange

Woche dafür sorgen soll, dass ich etwas in den Magen bekomme.

Zu diesem Zeitpunkt habe ich ein felsenfestes Vertrauen in die mystische Allmacht, etc. pp., von Willie gewonnen, und es juckt mich, ihn eine Wette für mich abschließen zu lassen.

»Es gibt in diesem Rennen ein Pferd«, sagt Willie, »eine Stute, die schon fast menschlich ist. Sie hasst es zu verlieren; es bricht ihr das Herz. Sie bemüht sich mit aller Kraft, und heute ist ihr Tag. Sie ist die Tochter von *Lady Venus* und *The Wop,* und Sie wissen ja, was *Lady Venus* gemacht hat.«

Natürlich habe ich keine Ahnung, was *Lady Venus* gemacht hat, und das sage ich auch.

»Alles«, sagte Willie. »Sie hat alles gemacht.«

»Tja«, sage ich, »und wer ist das Pferd?«

Willie beugt sich vor, um mir ins Ort zu flüstern, sodass niemand anders die gute Nachricht erfährt. *»Miss Universe«,* sagt er voller Leidenschaft.

Gott, was für ein schöner Name, denke ich, und ehe ich mich's versehe, habe ich Willie meinen letzten Dollar gegeben. Er eilt zu Smithy, dem Angestellten des Buchmachers, und setzt den Dollar auf *Miss Universe* – und zwar keinen Moment zu früh, denn kaum hat Smithy die Wette auf einen Zettel gekritzelt, da beginnt auch schon das Rennen.

Sie sehen also, alles funktionierte perfekt und präzise.

Gut, hier sitze ich im Kentucky Pool Room, und etwas über dreitausend Kilometer entfernt, in Chicago, preschen acht Pferde, darunter *Miss Universe,* über eine Bahn. Und neben mir sitzt Willie, adrett und gepflegt, voller frommer Hoffnungen.

Ein wunderschöner Name, denke ich immerzu. Ein prachtvoller Name.

Der Mann am Telefon ruft: »Bei einem Viertel: *Stock Market, Dark Mist, Fiddler.*« Das heißt, diese Pferde führen das Feld in der genannten Reihenfolge an.

Willie ist blass. Ich bin noch blasser. Willie sagt: »Sie liegt auf dem vierten. Sie geht es langsam an, aber sie wird aufholen.« Dann reißt es ihn einen Moment lang mit, und er ruft: »Na los, *Miss Universe!*«

Ich tue das gleiche.

Der Mann am Telefon verkündet: »Bei der Hälfte: *Stock Market, Dark Mist, Fiddler.*«

Willie ist noch ein bisschen blasser. Ich bin eine Spur blasser als er.

»Ihre Mutter«, japst Willie, »hat elf Rennen verloren, bevor sie einen ersten Platz geholt hat. Achten Sie mal drauf, gleich wird sie loslegen.«

Der Mann am Telefon, dessen Stimme anschwillt (er weiß, alle sind aufgeregt, und möchte sich mitfühlend zeigen; er weiß, hier erfüllen oder erledigen sich kleine Schicksale; er ist nicht herzlos, und er kann brüllen), brüllt:

»Bei drei Viertel: *Stock Market,* eine Kopflänge, *Fiddler,* eine halbe Länge, *Dark Mist,* fünf Längen.«

»*Cute Face* liegt an vierter Stelle«, erklärt er entschuldigend.

Willie ist sichtlich nervös und noch ein bisschen blasser als zuvor. Ich ähnle einem gutgekleideten Gespenst.

»Mach schon, *Miss Universe*«, flüstert Willie wie von Sinnen.

Ja, sage ich mir. Mach schon, Süße, bitte, mach endlich, bitte, bitte, das ist alles Geld, was ich habe, und ich habe einen schrecklichen Appetit.

Es war ein Gebet, muss ich zugeben. Alle Pferdezocker sind streng religiös.

Der Mann am Telefon hält dramatisch inne und brüllt:

»Gleich haben wir den Sieger.«

Dann sagt er:

»Nummer 57, *Fiddler,* gewinnt – mit einer Kopflänge. 51, *Stock Market,* ist Zweiter – mit drei Längen Rückstand. 53, *Dark Mist,* ist Dritter.«

Da haben Sie sie, die Story. Nichts hinzugefügt, nichts weggelassen, wie bei reiner Mayonnaise.

Aber halt: Was ist das? Ein Verrückter drängt sich zwischen den Leuten hindurch. Er ist klein, ein Ire, und er brüllt herum. »Seht ihr? Hab ich's euch nicht gesagt? *Fiddler, Fiddler.* Gestern Abend habe ich ihn mir ausgeguckt.« Er hält ein Stück Pappe in der Hand, auf dem der Name des Pferdes steht.

Es ist San Jose Red, aber das wussten Sie natürlich schon.

Willie ist vor Enttäuschung ganz krank. Er plumpst auf einen Stuhl.

»Es tut mir leid«, sagt er. »Ihr Vater war nichts Besonderes.«

»Ist schon gut«, erwidere ich.

Jetzt gehe ich mit leerer Tasche die Third Street entlang und sage mir: Es ist immer noch ein halber Laib Roggenbrot da, ein Viertelpfund Kaffee, ein bisschen Käse und elf Zigaretten. *Miss Universe,* was für ein schöner Name! Wenn ich pro Tag nur eine Scheibe Brot esse und zum Frühstück nur eine Tasse Kaffee trinke – dann müsste ich es eigentlich schaffen können.

Die presbyterianischen Chorsänger

Zu den vielen merkwürdigen und erfreulichen Erscheinungen in unserem Land zählt die Leichtigkeit, mit der unsere braven Bürger von einer Religion zur anderen oder von keiner bestimmten zu irgendeiner beliebigen Religion wechseln, die gerade des Weges kommt, ohne einen besonderen Verlust oder Gewinn zu erleben, und sich dennoch ihre Unschuld bewahren.

Ich zum Beispiel kam als eine Art Katholik auf die Welt, obwohl ich erst mit dreizehn getauft wurde, ein Umstand, der den Priester, wie ich mich deutlich erinnere, maßlos irritierte und ihn nötigte, meine Leute zu fragen, ob sie verrückt seien, worauf meine Leute antworteten: »Wir sind länger weg gewesen.«

»Dreizehn Jahre alt und nicht getauft!«, rief der Priester. »Was seid ihr nur für Menschen?«

»Größtenteils sind wir Bauersleute«, erwiderte mein Onkel Melik, »aber wir haben auch unsere Genies gehabt.«

Es war ein Samstagnachmittag. Die ganze Sache dauerte nicht länger als sieben Minuten, aber selbst nach meiner Taufe konnte ich keinerlei Veränderung spüren.

»Tja«, sagte meine Großmutter, »nun bist du also getauft. Fühlst du dich jetzt besser?«

Seit einigen Monaten, das sollte ich vielleicht dazusagen,

fühlte ich mich intelligent, was meine Großmutter zu der Vermutung veranlasste, ich litte an irgendeiner rätselhaften Krankheit oder sei dabei, den Verstand zu verlieren.

»Ich glaube, ich fühle mich genauso wie vorher«, sagte ich.

»Bist du jetzt gläubig?«, rief sie. »Oder hast du immer noch Zweifel?«

»Ich kann leicht *behaupten,* dass ich gläubig bin«, sagte ich, »aber um ehrlich zu sein, ich weiß es nicht. Ich will natürlich ein guter Christ sein.«

»Na, dann sei einfach gläubig«, sagte meine Großmutter, »Und mach deinen Kram.«

Mein Kram war in mancher Hinsicht kurios und in anderer Hinsicht unglaublich.

Ich sang im Knabenchor der Presbyterianischen Kirche in der Tulare Street. Dafür bekam ich pro Woche einen Dollar von einer älteren christlichen Lady namens Balaifal, die in Kummer und Einsamkeit in dem kleinen, mit Efeu bewachsenen Haus neben dem Elternhaus meines Freundes Pandro Kolkhazian wohnte.

Dieser Junge hatte wie ich ein lautes Mundwerk. Das heißt, wir beide fluchten viel – in aller Unschuld natürlich –, und das betrübte Mrs. oder Miss Balaifal so sehr, dass sie versuchte, uns zu retten, solange noch Zeit dafür war. Ich für meinen Teil hatte keinerlei Anlass, es jemandem übelzunehmen, dass er mich retten wollte.

Miss Balaifal (so werde ich sie von jetzt an nennen, denn solange ich sie kannte, war sie mit Sicherheit ledig, und da ich nicht genau weiß, ob sie je geheiratet, eine Heirat überhaupt erwogen oder sich auch nur verliebt hat – früher im

Leben hat sie das natürlich schon, und zweifellos in einen Schurken, der die ganze Sache nicht so ernst nahm) – Miss Balaifal, wie ich gerade anfangen wollte zu erzählen, war eine kultivierte Frau, Leserin der Gedichte von Robert Browning und anderer Dichter und ein sehr empfindsamer Mensch, weshalb sie es, als sie auf die Veranda ihres Hauses herauskam, nur soundso lange ertragen konnte, uns so reden zu hören, und als die Grenze erreicht war, rief sie: »Jungs, Jungs. Ihr dürft nicht so gotteslästerlich reden.«

Pandro Kolkhazian wirkte einerseits wie der ungehobeltste Junge der Welt und andererseits – und mit dieser Eigenschaft gewann er meine Zuneigung – wie der höflichste und rücksichtsvollste.

»Ja, Miss Balaifum«, sagte er.

»Balaifal«, korrigierte ihn die Lady. »Bitte kommt mal her. Alle beide.«

Wir gingen zu Miss Balaifal und fragten, was sie wollte.

»Was wollen Sie, Miss Balaifum?«, fragte Pandro.

Miss Balaifal griff in ihre Jackentasche, zog einen Stapel Broschüren hervor und gab jedem von uns eine, ohne einen Blick darauf zu werfen. Meine Broschüre trug den Titel *Erlösung: Die Geschichte eines Trinkers.* Die von Pandro trug den Titel *Endlich Frieden: Die Geschichte eines Trinkers.*

»Was sollen wir damit?«, fragte Pandro.

»Ich möchte, dass ihr beiden diese Broschüren lest und versucht, gute Menschen zu sein«, sagte Miss Balaifal. »Ich möchte, dass ihr aufhört, so lästerlich zu reden.«

»Hier steht aber nichts über lästerliches Reden«, sagte Pandro.

»Diese Broschüren enthalten eine Lektion für jeden von

euch«, sagte die Lady. »Lest sie und hört auf, lästerlich zu reden.«

»Ja, Ma'am«, sagte ich. »Ist das alles?«

»Noch eins«, sagte Miss Balaifal. »Ob ihr mir wohl helfen würdet, das Harmonium ins Wohnzimmer zu schaffen?«

»Klar, Miss Balaifum«, sagte Pandro. »Jederzeit.«

Also gingen wir ins Haus der Lady, und während sie uns genaue Anweisungen erteilte, wie man es machte, ohne dass das Instrument oder wir dabei Schaden nahmen, schafften wir es in kleinen Schritten vom Ess- ins Wohnzimmer.

»Und jetzt lest diese Broschüren«, sagte Miss Balaifal.

»Ja, Ma'am«, sagte Pandro. »Ist das alles?«

»Nun ja«, sagte die Lady. »Ich möchte, dass ihr singt, während ich Harmonium spiele.«

»Ich kann nicht singen, Miss Balaifum«, sagte Pandro.

»Unsinn«, sagte die Lady. »Natürlich kannst du singen, Pedro.«

»Pandro, nicht Pedro«, sagte Pandro. »Pedro heißt mein Cousin.«

Tatsächlich hieß Pandro eigentlich Pantalo, was auf Armenisch Hose bedeutet. Bei seiner Einschulung hatte sein Name die Lehrerin nicht interessiert oder der Klang hatte ihr missfallen, also hatte sie Pandro in sein Zeugnisheft geschrieben. Was seinen Cousin anging, so hieß er Bedros, mit weichem *b,* was in der Schule wiederum in Pedro geändert worden war. Das alles ging natürlich völlig in Ordnung und schadete keinem.

Ohne Pandro eine Antwort zu geben, setzte sich die ältere Lady auf den Hocker, rückte ihre Füße auf den Pedalen des Harmoniums zurecht und begann ein Lied zu spielen, nach seiner Fadheit zu urteilen offenbar ein Kirchenlied. Gleich darauf begann sie selbst zu singen. Pandro gab mit leiser Stimme ein sehr lästerliches, wenn nicht gar vulgäres Wort von sich, das Miss Balaifal zum Glück nicht hörte. Miss Balaifals Stimme war eher nicht eindrucksvoll. Die Pedale quietschten erheblich lauter, als sie sang, und die Töne des Harmoniums waren nicht sonderlich klar, dennoch konnte man erkennen, dass Miss Balaifals Stimme keinesfalls angenehm war.

»Ob mir gleich Leib und Seel verschmacht«, sang sie.

Sie drehte sich zu uns um, nickte und sagte: »Jetzt singt. Singt, Jungs.«

Wir kannten weder den Text noch die Musik, aber wie es schien, gebot die Höflichkeit, dass wir uns wenigstens ehrlich bemühten, und das taten wir, wobei wir der Musik, die aus dem Harmonium, und dem dramatischen Text, der aus Miss Balaifal kam, so gut wie möglich zu folgen versuchten.

»So weißt du, Herr, dass ich's nicht acht«, sang sie.

Alles in allem versuchten wir, drei Lieder zu singen. Nach jedem Lied sagte Pandro: »Vielen Dank, Miss Balaifum. Können wir jetzt gehen?«

Endlich stand sie vom Harmonium auf und sagte: »Es hat euch bestimmt nicht geschadet. Wenn schlechte Freunde euch zum Trinken auffordern, dann wendet euch ab.«

»Wir werden uns abwenden, Miss Balaifum«, sagte Pandro. »Stimmt's, Aram?«

»Ich ganz bestimmt«, sagte ich.

»Ich auch«, sagte Pandro. »Können wir jetzt gehen, Miss Balaifum?«

»Lest die Broschüren«, sagte sie. »Es ist noch nicht zu spät.«

»Wir lesen sie«, sagte Pandro. »Sobald wir Zeit dazu haben.«

Wir verließen das Haus der Lady, gingen zurück in den Vorgarten des Hauses von Pandros Eltern und begannen die Broschüren zu lesen. Ehe wir damit halb durch waren, kam die Lady auf die Veranda und fragte mit ganz hoher, aufgeregter Stimme: »Wer von euch war das?«

»Wer von uns war *was?*«, fragte Pandro.

Er war verwirrt.

»Wer von euch war es, der *gesungen* hat?«, sagte Miss Balaifal.

»Wir haben beide gesungen«, sagte ich.

»Nein. Nur einer von euch hat gesungen. Einer von euch hat eine wunderschöne christliche Stimme.«

»Ich nicht«, sagte Pandro.

»Dann *du*«, sagte Miss Balaifal zu mir. »Eugene. Warst du das?«

»Aram«, sagte ich. »Nicht Eugene. Nein, ich glaube, ich war das auch nicht.«

»Jungs, kommt her«, sagte Miss Balaifal.

»Wer?«, sagte Pandro.

»Alle beide«, sagte die Lady.

Als wir im Haus waren und Miss Balaifal wieder am Harmonium saß, sagte Pandro: »Ich will nicht singen. Ich singe nicht gern.«

»Dann singst *du*«, sagte die Lady zu mir.

Ich sang.

Miss Balaifal sprang auf.

»Du bist es«, sagte sie. »Du musst in der Kirche singen.«

»Kommt nicht in Frage«, sagte ich.

»Du darfst nicht so lästerlich reden«, sagte sie.

»Ich habe nicht lästerlich geredet«, sagte ich, »und ich verspreche hoch und heilig, dass ich nie wieder lästerlich reden werde, solange ich lebe, aber in der Kirche singe ich nicht.«

»Deine Stimme ist die christlichste Stimme, die ich je gehört habe«, sagte Miss Balaifal.

»Ist sie nicht«, sagte ich.

»Doch, das ist sie«, sagte sie.

»Egal, ich singe jedenfalls nicht«, sagte ich.

»Du musst aber, du musst.«

»Vielen Dank, Miss Balaifum«, sagte Pandro. »Können wir jetzt gehen? Er will nicht in der Kirche singen.«

»Er muss aber, er muss«, beharrte die Lady.

»Wieso?«, fragte Pandro.

»Für sein Seelenheil.«

Wieder flüsterte Pandro das lästerliche Wort.

»Nun sag mir«, sagte die Lady, »wie heißt du?«

Ich sagte es ihr.

»Und du bist natürlich Christ?«, sagte sie.

»Ich denke schon«, sagte ich.

»Natürlich Presbyterianer«, sagte sie.

»Damit kenne ich mich nicht aus.«

»Doch«, sagte die Lady. »Natürlich bist du das. Ich möchte, dass du in der Presbyterianischen Kirche in der Tulare Street singst – im Knabenchor, nächsten Sonntag.«

»Wieso?«, fragte Pandro erneut.

»Wir brauchen Stimmen«, erklärte die Lady. »Wir brauchen junge Stimmen. Wir brauchen Sänger. Er muss nächsten Sonntag singen.«

»Ich mag nicht singen«, sagte ich. »Und in die Kirche gehen mag ich auch nicht.«

»Jungs«, sagte Miss Balaifal. »Setzt euch. Ich möchte mit euch reden.«

Wir setzten uns. Miss Balaifal redete mindestens eine halbe Stunde lang mit uns.

Wir glaubten ihr kein Wort, obwohl wir ihre Fragen aus Höflichkeit weiterhin so beantworteten, wie sie es von uns erwartete, doch als sie uns aufforderte, mit ihr niederzuknien, während sie betete, weigerten wir uns. Miss Balaifal ritt eine ganze Weile darauf herum und beschloss dann, uns unseren Willen zu lassen – jedenfalls vorderhand. Dann versuchte sie es erneut, aber wir weigerten uns. Pandro sagte, wir würden jederzeit das Harmonium woanders hinschaffen oder sonst was in der Art, aber niederknien würden wir nicht.

»Na schön«, sagte Miss Balaifal, »würdet ihr dann die Augen schließen?«

»Wozu?«, fragte Pandro.

»Es ist üblich, dass alle die Augen schließen, während jemand betet.«

»Wer betet denn?«, fragte Pandro.

»Niemand, jedenfalls *noch* nicht«, sagte Miss Balaifal. »Aber wenn ihr versprecht, die Augen zu schließen, bete *ich,* aber ihr müsst versprechen, die Augen zu schließen.«

»Wofür wollen Sie denn beten?«, fragte Pandro.

»Für euch beide«, sagte sie.

»Wozu denn?«, fragte Pandro.

»Ein kleines Gebet für euch wird nicht schaden«, sagte Miss Balaifal. »Schließt ihr die Augen?«

»Ach so, ja, klar«, sagte Pandro.

Wir schlossen die Augen, und Miss Balaifal betete.

Es war bei weitem kein kleines Gebet.

»Amen«, sagte sie. »Na, geht es euch jetzt nicht besser?«

Ganz ehrlich, das tat es nicht.

»Doch, tut es«, sagte Pandro. »Können wir jetzt gehen, Miss Balaifum? Und wenn Sie das Harmonium woanders hin haben wollen, dann machen wir das für Sie, jederzeit.«

»Singe aus voller Kehle«, sagte Miss Balaifal zu mir, »und wende dich von schlechten Gefährten ab, die dich zum Trinken verleiten wollen.«

»Ja, Ma'am«, sagte ich.

»Du weißt, wo die Kirche ist«, sagte sie.

»Ich weiß, wo sie ist«, sagte ich.

»Mr. Sherwin erwartet dich Sonntagmorgen um halb zehn.«

Tja, es sah so aus, als säße ich in der Klemme.

Pandro ging am Sonntag mit in die Kirche, weigerte sich aber, sich zu den Chorknaben zu stellen und mitzusingen. Er setzte sich in die letzte Reihe, sah und hörte zu. Was mich anging, so war ich noch nie im Leben unglücklicher gewesen, obwohl ich sang.

»Nie wieder«, sagte ich zu Pandro, nachdem alles vorbei war.

Am darauffolgenden Sonntag erschien ich natürlich nicht, aber das nützte nichts, weil uns Miss Balaifal wieder in ihr Haus lockte, auf dem Harmonium spielte, sang, uns zum Singen zu bewegen versuchte, betete und zweifelsohne entschlossen war, mich im Knabenchor zu halten. Ich weigerte mich rundheraus, und Miss Balaifal beschloss, die ganze Sache auf eine weltlichere Basis zu stellen.

»Du hast eine rare Christenstimme«, erklärte sie. »Eine Stimme, wie die Religion sie braucht. Du bist selbst tief religiös, auch wenn du es noch nicht weißt. Da das so ist, möchte ich dich bitten, jeden Sonntag für *mich* zu singen. Ich werde dich *bezahlen.*«

»Wie viel?«, fragte Pandro.

»Fünfzig Cent«, sagte Miss Balaifal.

Normalerweise sangen wir vier, fünf Lieder. Insgesamt dauerte das ungefähr eine halbe Stunde, allerdings mussten wir noch eine Stunde dasitzen, während der Geistliche seine Predigt hielt. Kurz gesagt, das war es nicht wert.

Aus diesem Grund konnte ich beim besten Willen keine Antwort geben.

»Fünfundsiebzig Cent«, schlug Miss Balaifal vor.

Die Luft war stickig, der Geistliche ein Langweiler, es war alles sehr deprimierend.

»Ein Dollar«, sagte Miss Balaifal. »Keinen Cent mehr.«

»Machen Sie einen Dollar und einen Quarter draus«, sagte Pandro.

»Keinen Cent mehr als einen Dollar«, sagte Miss Balaifal.

»Er hat die beste Stimme im ganzen Chor«, sagte Pandro. »*Ein* Dollar? So eine Stimme ist jeder Religion *zwei* Dollar wert.

»Ich habe mein Angebot gemacht.«

»Es gibt auch noch andere Religionen.«

Das regte Miss Balaifal auf.

»Seine Stimme«, sagte sie gekränkt, »ist eine Christenstimme, und außerdem eine presbyterianische.«

»Die Baptisten wären froh, wenn sie für zwei Dollar so eine Stimme bekämen«, sagte Pandro.

»Die Baptisten!«, sagte Miss Balaifal mit ziemlicher – ich zögere, es auszusprechen – Verachtung.

»Die sind auch nicht anders als die Presbyterianer«, sagte Pandro.

»Ein Dollar«, sagte Miss Balaifal. »Ein Dollar und dein Name auf dem Programm.«

»Ich mag nicht singen, Miss Balaifal«, sagte ich.

»Doch, das tust du«, sagte sie. »Du denkst bloß, dass du nicht magst. Wenn du dein Gesicht sehen könntest, wenn du singst – also –«

»Er hat einfach eine Stimme wie ein Engel«, sagte Pandro.

»Das wirst du mir büßen«, sagte ich auf Armenisch zu Pandro.

»Das ist keine Ein-Dollar-Stimme«, sagte Pandro.

»Na schön, Jungs«, sagte Miss Balaifal. »Ein Dollar und fünfzehn Cent, aber mehr nicht.«

»Ein Dollar und ein Quarter«, sagte Pandro, »oder wir gehen zu den Baptisten.«

»Na schön«, sagte Miss Balaifal, »aber ich muss sagen, du bist ein harter Verhandlungspartner.«

»Moment mal«, sagte ich. »Ich mag nicht singen. Ich singe auch nicht für einen Dollar und einen Quarter oder sonst was.«

»Abgemacht ist abgemacht«, sagte Miss Balaifal.

»Ich habe nichts abgemacht«, sagte ich. »Das war Pandro. Soll er doch singen.«

»Er kann nicht singen«, sagte Miss Balaifal.

»Ich habe die schlechteste Stimme der Welt«, sagte Pandro voller Stolz.

»Seine jämmerliche Stimme wäre niemandem zehn Cent wert«, sagte Miss Balaifal.

»Nicht mal fünf«, sagte Pandro.

»Egal«, sagte ich, »ich singe jedenfalls nicht – nicht für einen Dollar und einen Quarter oder sonst was. Ich brauche kein Geld.«

»Du hast eine Abmachung getroffen«, sagte Miss Balaifal.

»Ja, genau«, sagte Pandro.

Ich stürzte mich mitten in Miss Balaifals Wohnzimmer auf Pandro, und wir kämpften. Die ältere christliche Lady versuchte uns zu trennen, aber da sich unmöglich feststellen ließ, wer im Gerangel der Junge mit der Engelsstimme war, begann sie zu beten. Der Kampf ging weiter, bis die meisten Möbelstücke im Zimmer, mit Ausnahme des Harmoniums, verschoben waren. Der Kampf endete schließlich unentschieden, die Kämpfer waren erschöpft und lagen platt auf dem Rücken.

Miss Balaifal hörte zu beten auf und sagte: »Dann also am Sonntag, für einen Dollar und einen Quarter.«

Ich brauchte eine Weile, um wieder zu Atem zu kommen.

»Miss Balaifal«, sagte ich, »ich singe nur im Chor mit, wenn Pandro auch mitsingt.«

»Aber seine Stimme«, wandte sie ein. »Sie ist schrecklich.«

»Das ist mir egal«, sagte ich. »Wenn ich mitsinge, muss er auch mitsingen.«

»Ich fürchte, er würde den Chor ruinieren.«

»Er muss sich jeden Sonntag mit mir da hinstellen«, sagte ich, »oder es läuft überhaupt nichts.«

»Tja, also, wollen mal sehen.«

Sie dachte eingehend über die Sache nach.

»Angenommen, er geht hin und stellt sich zum Chor«, sagte Miss Balaifal, »singt aber nicht mit? Angenommen, er tut nur so, als ob er singt?«

»Damit bin ich einverstanden«, sagte ich, »aber er muss die ganze Zeit da sein.«

»Und was kriege *ich* dafür?«, sagte Pandro.

»Also bitte«, sagte Miss Balaifal, »man kann doch wirklich nicht erwarten, dass ich dich auch noch bezahle.«

»Wenn ich mich da hinstelle«, sagte Pandro, »muss ich auch was dafür kriegen.«

»Na schön«, sagte Miss Balaifal. »Einen Dollar für den Jungen, der singt; fünfundzwanzig Cent für den Jungen, der nicht singt.«

»Ich habe die schlechteste Stimme der Welt«, sagte Pandro.

»Du musst fair sein. Schließlich singst du ja nicht. Du stehst nur bei den anderen Jungs.«

»Fünfundzwanzig Cent reicht nicht«, sagte Pandro.

Wir standen vom Boden auf und begannen die Möbel zurechtzurücken.

»Na schön«, sagte Miss Balaifal. »Einen Dollar für den Jungen, der singt. Fünfunddreißig Cent für den Jungen, der nicht singt.«

»Machen Sie fünfzig draus«, sagte Pandro.

»Also gut. Einen Dollar für *dich.* Fünfzig Cent für *dich.*«

»Und wir fangen nächsten Sonntag zu arbeiten an?«, fragte Pandro.

»Richtig«, sagte Miss Balaifal. »Ich bezahle euch hier nach dem Gottesdienst. Und kein Wort davon zu einem der anderen Jungs im Chor.«

»Wir sagen überhaupt niemandem was davon«, sagte Pandro.

Auf diese Weise wurde ich in meinem elften Lebensjahr mehr oder weniger Presbyterianer – zumindest jeden Sonntagvormittag. Es lag nicht am Geld. Es lag schlicht daran, dass eine Abmachung getroffen worden war und dass Miss Balaifal ihr Herz daran gehängt hatte, mich für die Religion singen zu lassen.

Wie ich jedoch vor sechs, sieben Minuten gesagt habe, zählt zu den Merkwürdigkeiten unseres Landes die Leichtigkeit, mit der wir alle – oder zumindest alle, die ich kenne – imstande sind, ohne erkennbaren Schaden für irgendwen oder irgendwas unsere Religion zu wechseln. Mit dreizehn wurde ich in die Armenische Katholische Kirche hineingetauft, obwohl ich immer noch für die Presbyterianer sang, und obwohl ich selbst allmählich sozusagen etwas skeptisch geworden war, was das ganze herkömmliche religiöse Muster anging, und darauf bedacht war, so oder so selbst zu einer Verständigung zu kommen und mich auf meine Weise mit der Allmacht zu arrangieren. Auch nachdem ich getauft war, trug ich eine tiefe Unzufriedenheit in meinem Herzen.

Zwei Monate nach meiner Taufe kam ich in den Stimmbruch, und mein Vertrag mit Miss Balaifal wurde hinfällig – eine große Erleichterung für mich und ein schrecklicher Schlag für sie.

Was die Armenische Katholische Kirche in der Ventura Avenue anbelangte, so ging ich nur an Ostern und an Weihnachten hin. Die ganze übrige Zeit wechselte ich von einer Religion zur anderen, und ich fuhr damit nicht schlecht, sodass mein Glaube, wie bei den meisten Amerikanern, mittlerweile darin besteht, dass ich an jede Religion, einschließlich meiner eigenen, glaube, ohne jedoch irgendwem gram zu sein, ganz gleich, was er glaubt oder auch nicht glaubt, wenn nur sein Charakter in Ordnung ist.

Der Mann, der fett wurde

Nathan Katz war ein gelassener, kugelrunder, hart arbeitender Jude von sechs- oder siebenunddreißig Jahren und angeblich der schnellste Telegrafist der Welt, als ich vierzehn und Bote Nr. 1 im Telegrafenamt in meiner Heimatstadt war, wo Mr. Katz und ich damals arbeiteten.

Man nannte mich *Speed.* Damals konnte ich schneller als jeder andere Bote am Ort oder sonst wo von unserem Amt zu jeder anderen Adresse in der Stadt radeln. Manche Leute hielten mich außerdem für intelligent. Das waren allerdings Verwandte. Trotzdem nahm ich in einem Fahrstuhl stets die Mütze ab, und ich wusste mich auch in einem übel beleumdeten Haus, wie man das damals nannte, zu benehmen.

Nathan Katz kam aus San Francisco in meine Heimatstadt. Er war kein regulärer Telegrafist, sondern Kontakter. Meine Heimatstadt hatte damals eine große armenische Gemeinde, und mir gefiel alles daran, außer der Lage. Sie lag zu weit im Nirgendwo. Als daher dieser mittelgroße, liebenswürdige Jude aus Frisco in unser Amt spaziert kam, freute ich mich riesig, ihn zu sehen. Seinerzeit freute ich mich riesig über jeden von sonst wo, solange es bloß nicht die andere Seite der Eisenbahngleise oder das exklusive Wohnviertel war. Im exklusiven Wohnviertel konnte man als Armenier auch dann kein Haus kaufen, wenn man das nötige Geld hatte.

In meiner Heimatstadt hieß es immer, der durchschnittliche Armenier hätte keine Manieren, deshalb achtete ich stets darauf, in Fahrstühlen die Mütze abzunehmen und freundlich zu Menschen zu sein, die in Schwierigkeiten steckten. Ich war einer der freundlichsten Vierzehnjährigen im gesamten San Joaquin Valley. Ich half Betrunkenen nach Hause. Ich tat jungen, unglücklichen Männern, die Probleme mit ihrer Freundin, Ehefrau oder der Ehefrau eines anderen hatten, kleine Gefallen. Ich zerriss mich förmlich, um ein Gentleman zu sein. Ich wollte nicht, dass irgendwelches weiße Gesocks blöde Witze über die Manieren von Armeniern machte.

Nathan Katz konnte an einem Tisch sitzen, die Hand um den Geber legen und schneller Telegramme losjagen als irgendwer auf der Welt, und er war ein kugelrunder Jude. Ich kam schneller als irgendwer auf der Welt von unserem Amt zu jeder Adresse in der Stadt, und dabei war ich Armenier. Und ich kam mit Höflichkeit dorthin. Einmal fuhr ich versehentlich einen Cop an, und der wurde sauer und haute mich vom Rad.

Insgesamt jedoch war ich ein vorbildlicher junger Mann. Ich war praktisch ein Pfadfinder.

Ich will damit sagen, wir waren auf unserem jeweiligen Gebiet die beiden schnellsten Typen der Welt, ein Jude und ein Armenier. Na und? Was noch? Wir kamen prima miteinander aus. Wir kamen hervorragend miteinander aus.

Katz war Kontakter: Sein Job bestand darin, mit Leuten Mittag oder Abend essen zu gehen und sich bei ihnen anzubiedern, und am nächsten Tag, bei Gott, schickten sie ihre Telegramme dann mit Postal Telegraph anstatt mit Western Union.

Wir arbeiteten für Postal Telegraph. Das ist eine großartige Firma. Die genauso kalt und herzlos ist wie Western Union.

Katz bewegte seinen kugelrunden Leib durch die Stadt, platzte mit seinem warmen Lachen los, verteilte Zigarren und besorgte dieser erlauchten Firma Kundschaft. Ich habe für keine Firma was übrig. Für mich sind sie alle gleich okay und mies. Sie lassen zu, dass Sklaven ihr Leben lang Sklaven bleiben, und das ist auch okay. Möge Gott allen Firmen gnädig sein. Möge Gott ihnen die miesen Abmachungen vergeben, die sie mit Menschen treffen. Mögen sie pleitegehen, mögen ihre Maschinen verrosten, und möge Gott ihnen vergeben. Sie nehmen einem Menschen das Leben und geben ihm dafür ein Nasenwasser. Möge der Schöpfer des Universums und aller Dinge ihnen vergeben.

Ich habe nichts übrig für Maschinen, die töten. Ich habe nichts übrig für Menschen, die zu Maschinen werden. Ich habe nichts übrig für Maschinen, die von der Lebenszeit von Menschen, von ihrem Lebensblut fett werden. Ich habe für solche Sachen nichts übrig.

Wenn eine Maschine viel Geld macht, dann gehört dieses Geld den Sklaven, die die Maschine *sind*. Das ist meine Theorie. Postal Telegraph ist in Ordnung. Western Union ist eine erlauchte, prächtige Firma. Jede amerikanische Firma ist okay. Das Geld gehört den Sklaven. Zurzeit werden sie beschissen, aber man darf nicht vergessen, wem das Geld gehört.

Armer Katz. Wie lebendig er war, wie freudig er immer Mittag essen ging, die Speisekarte las und bestellte. Wie glücklich er war, im warmen Tal, in der schönen kleinen Stadt zu leben. Armer Katz, der irgendwann nicht mehr da war, so wie sie alle.

Bei Gott, ich liebe diese verrückte Stadt. Ich liebe all die prächtigen einfachen Menschen. Sie wollten nicht, dass wir zu ihnen ziehen, weil wir Armenier sind. Unsere armen Freunde und Nachbarn. Allmächtiger.

Diese Jahre. All die herrlichen Jahre. Habe ich mich schleunigst aus dieser Stadt verkrümelt? Und liebe ich die Menschen? Mag ich die prächtigen, erlauchten weißen Menschen? Diese außerordentlichen, außergewöhnlichen Exemplare von Vergänglichkeit?

Armenier sind weiß. Manche sind auch schwarz, aber die sind sonnenverbrannt. Die Sonne hat schon vor Jahrhunderten angefangen, sie zu verbrennen, aber mehr muss man auch nicht hineingeheimnissen: Sie sind sonnenverbrannt. Diejenigen, die weiß sind, sind es allerdings aus einem fast ebenso nachvollziehbaren Grund. Vermutlich hat die Sonne sie nicht verbrannt. Vermutlich sind sie nicht genug an der Sonne gewesen. Aber ob schwarz oder weiß, die Menschen in dieser Stadt mochten die Manieren von Armeniern nicht. Sie mochten ihr lautes Lachen nicht.

Jedenfalls, Katz war sehr gut. Er besorgte dieser erlauchten Firma haufenweise Kundschaft, und wir beide waren Kumpel. Ich war pfiffig, aber meinen Verwandten genügte das nicht: Sie behaupteten, ich wäre geradezu genial. Ich kannte sämtliche Verbindungen, über die Nachrichten im Amt eingingen, so wie Feueralarme bei einer Feuerwache eingehen. Ich kannte sie alle auswendig. Ich konnte maschinenschreiben. Ich konnte das Telefon bedienen und wusste, wie man am Telefon ein Telegramm aufnahm. Ich wusste, wie man am Tresen ein Telegramm aufnahm. Und ich war dabei, das Telegrafieren zu lernen.

Allerdings war ich nur Bote. Ich hatte lediglich vor, mich

von ganz unten nach ganz oben zu arbeiten: vom Boten zum sechzehnten Vizepräsidenten. Höher ging es nicht. Sechzehnter Vizepräsident war das Höchste, außer man war mit Clarence Mackay verwandt. Sein Bild hing bei uns im Amt an der Wand. Persönlich kam er allerdings nie zu uns. Er kam nicht einmal in unsere Stadt, nicht einmal wegen der Wärme, nicht einmal, um all die Armenier zu sehen. Dutzende von Millionären pflegten in unsere Stadt zu kommen, um die Armenier zu sehen.

Der alte Clarence Mackay allerdings nicht.

Meine Heimatstadt war und ist bis heute das Zentrum der Trauben-, Rosinen- und Trockenobstindustrie von Kalifornien. Jeden Sommer kamen hunderte kleiner Juden aus Chicago, Pittsburgh, Philadelphia, New York und Boston, verfrachteten waggonweise Trauben in besagte Städte und machten die Eisenbahnen reich. Außerdem verschickten sie haufenweise Telegramme, und es war gut, dass der alte Katz Jude war, denn viele von ihnen konnten nicht Englisch schreiben, ja kaum Englisch reden, und genau da kamen Katz und ich ins Spiel.

An dieser Stelle kamen wir hereinspaziert.

In meiner Heimatstadt gab es ein einziges Hotel, in dem diese Geschäftsleute wohnten und die Zeit totschlugen. In diesem Hotel richtete der alte Katz ein Miniatur-Telegrafenamt ein, und ich war dafür zuständig. Es bestand lediglich aus einem Tisch, einer Schreibmaschine und mir. Einem Stuhl für mich und einem Stuhl für jeden, der ein Telegramm aufgeben wollte. Wenn der Betreffende kein Englisch konnte, sagte mir der alte Katz, was ich auf das Telegrammformular schreiben sollte. Wir hatten alle mögliche Kundschaft.

Wir hielten es drei Jahre am Laufen.

Dann fand Katz alles heraus, was es über die Transportbranche zu wissen gab, stieg aus der Telegrafenbranche aus und in die Transportbranche ein, und ich fand alles heraus, was es über sämtliche Branchen zu wissen gibt, stieg sofort aus allen aus und verließ die Stadt. Ich ging nach Frisco. Dort ging es mir ziemlich mies, aber ich kam über die Runden.

Katz sah ich erst drei Jahre später wieder. Er hatte inzwischen reichlich Geld gescheffelt. Er fuhr einen dicken schwarzen Packard, er nahm zu, und die Haare gingen ihm aus. Ich sah ihn nur ganz kurz. Er war vollauf damit beschäftigt, Geld zu machen. Er transportierte Trauben und sahnte ab. Er beförderte Pfirsiche und sahnte ab. Dann dehnte er seine Aktivitäten in alle möglichen Richtungen aus und transportierte Salat, Sellerie, Kartoffeln, Zwiebeln und was sonst noch so wuchs, aber irgendwas ging schief, und er verlor nach und nach sein ganzes Geld, und dann war ich wiederum vier Jahre später in El Centro, im Imperial Valley, und der alte Katz war auch da. Er wohnte im besten Hotel in der Stadt, im Barbara Worth.

Ich ging ihn dort besuchen.

Er war sehr fett. Er war mindestens doppelt so fett wie früher. Es war sehr heiß. Er hatte kein Hemd an. Er schwitzte. Er kriegte kaum Luft. Das Licht im Zimmer kam von einer ganz hellen Lampe. So eine, wie wir sie auch im Telegrafenamt hatten. Er hatte einen Tisch auf dem Zimmer und eine Schreibmaschine. Überall im Zimmer waren Papiere, außerdem eine Stange Zigaretten und ein paar Flaschen Whiskey.

Er war pleite. Er stehe mit dem Rücken zur Wand, sagte er. Und krank sei er auch.

Es lag am Fett. Er war ganz krank davon.

Wir unterhielten uns, und es war schrecklich, dass der alte Katz so fett war, dass er davon strotzte, krank davon war, keine Luft mehr deswegen kriegte, kaum laufen konnte, pleite war, und er sagte: »Ich weiß nicht, ich schätze, ich mach's nicht mehr lange.«

Ich wusste, er machte keine Witze. Ich wusste genau, wie ehrlich er war.

Wir tranken ein bisschen was, und mir fiel auf, dass er sehr nervös war. Wie kann ein fetter Mann nervös sein? Er erzählte mir, er könne überhaupt nicht mehr schlafen. Er arbeite ständig, rauche ständig und trinke auch ziemlich viel.

Als ich nach unten ging, heulte ich beinahe. Du lieber Himmel, der arme Katz. Wie kann ein fetter Mann irgendwen zum Heulen bringen? Wie kann man über einen fetten Mann in Kummer verfallen? Ich konnte die Tränen kaum zurückhalten.

Armer Katz.

Das ist keine Story. Ich schreibe hier nichts. Dieser großartige kugelrunde Jude wurde fett und starb.

Jetzt ist er tot.

Ich erinnere mich noch an den Tag, an dem er aus San Francisco in das Telegrafenamt in meiner Heimatstadt kam. Ich weiß noch, wie er redete und lachte und wie er am Tisch sitzen, den Geber klappern lassen und gleichzeitig ein Gespräch führen konnte. Ich erinnere mich an all die Jahre.

Er wurde fett und starb. Das ist alles. Es ist nichts Besonderes. Er wurde fett und starb. Was zum Teufel uns das sagen will? Keine Ahnung. Er war der schnellste Telegrafist der Welt. Er kriegte Wind von einer besseren Branche und sahnte groß ab. Als ich das nächste Mal von ihm hörte, war er reich. Dann wurde er fett, und eines Abends ging ich in einem Hotel in El Centro auf sein Zimmer, und er sagte mir, dass er es nicht mehr lange machen würde. Er sagte es einfach so. Und ein paar Monate später starb er. An dem Abend, an dem ich ihn sah, kriegte er kaum Luft.

Es hat überhaupt keinen tieferen Sinn. Es ist genau, wie ich gesagt habe. Ganz genauso. Ich habe von nichts eine Ahnung, aber es gibt sechs, sieben Dinge auf der Welt, für die habe ich nichts übrig, und auf diese Art zu sterben ist wie alle sieben zusammen.

Die Mexikaner

Juan Cabral war ein hochgewachsener Mexikaner, der als Rebschneider für meinen Onkel arbeitete. Er war ein armer Mann mit einer ganzen Reihe von Besitztümern: seiner Frau Consuela, seinen Söhnen Pablo und Pancho, seinen drei Töchtern, seinem lahmen Cousin Federico, vier Hunden, einer Katze, einer Gitarre, einer Schrotflinte, einem alten Pferd, einem alten Wagen und haufenweise Töpfen und Pfannen.

An dem Vormittag, an dem Juan mit seinem Wagen die Straße heraufkam, um nach Arbeit zu fragen, stand ich im Wirtschaftshof und unterhielt mich mit meinem Onkel.

»Was ist denn das?«, fragte mein Onkel.

»Mexikaner«, sagte ich.

»Woher weißt du das?«, sagte er.

»Die Hunde«, sagte ich. »Die Mexikaner sind ein edles und schlichtes Volk. Sie sind nie so arm, dass sie nicht ein Rudel Hunde halten können. Sie sind Indianer, vermischt mit anderen edlen Volksstämmen.«

»Was wollen die?«, fragte er.

»Arbeit«, sagte ich. »Sie werden es nur sehr ungern zugeben, aber genau das wollen sie.«

»Ich brauche aber niemanden«, sagte mein Onkel.

»Das ist ihnen egal«, sagte ich. »Sie werden einfach kehrtmachen und zum nächsten Weingut fahren.«

Der Wagen kam langsam auf den Wirtschaftshof gefahren, und Juan Cabral sagte auf Mexikanisch guten Morgen. *»Buenos dias, amigos.«* Dann sagte er in schlechtem Englisch: »Gibt es auf diesem Weingut Arbeit für einen kräftigen Mexikaner?«

»Für wen?«, sagte mein Onkel. (»Nur mal ganz unverbindlich gefragt«, sagte er zu mir.)

»Für mich«, sagte Juan Cabral. »Juan Cabral.«

»Juan Cabral«, sagte mein Onkel. »Nein, es gibt keine Arbeit.«

»Was bezahlen Sie?«, fragte Juan.

»Was hat er gesagt?«, sagte mein Onkel zu mir. Er zündete sich eine Zigarette an, um sich über seine Verunsicherung hinwegzuhelfen.

»Er will wissen, was du bezahlst«, sagte ich.

»Wer hat irgendwas von bezahlen gesagt?«, sagte mein Onkel. »Ich stelle niemand ein.«

»Er will es trotzdem wissen«, sagte ich. »Er weiß, dass du niemand einstellst.«

Mein Onkel war verblüfft.

»Na ja«, sagte er. »Den Japsen zahle ich dreißig Cent die Stunde. Die meisten Farmer zahlen zwanzig bis fünfundzwanzig.«

»Er zahlt dreißig Cent die Stunde«, sagte ich zu Juan.

»Das reicht nicht«, sagte der Mexikaner. »Diesen Winter gibt es viele hungrige Mäuler zu stopfen.«

»Was sagt er?«, fragte mein Onkel.

Mein Onkel war ziemlich sauer und wollte nicht verstehen, was Juan sagte, bis ich es wiederholte.

»Er sagt, dreißig Cent die Stunde reicht nicht, um sämtliche hungrigen Mäuler zu stopfen, die er diesen Winter zu stopfen hat«, sagte ich.

»Welche Mäuler hat er denn zu stopfen?«, fragte mein Onkel.

»Die der ganzen Leute im Wagen«, sagte ich.

»Wo werden sie denn wohnen?«, fragte mein Onkel.

»Keine Ahnung«, sagte ich. »Sie werden schon irgendwo was finden.«

Juan Cabral sagte nichts. Einer von seinen Hunden kam zu meinem Onkel herüber und leckte ihm die Hand. Mein Onkel zuckte zusammen und warf ängstliche Blicke in die Runde. »Was ist denn das?«, sagte er.

»Das ist einer von den Hunden von den Mexikanern«, sagte ich.

»Schaff ihn weg von mir«, sagte mein Onkel.

Ich befahl dem Hund, zum Wagen zurückzugehen, und er tat es.

Mein Onkel sah zu, wie der Hund zurückging. Er sah nicht nur zu, wie der Hund zurückging, er studierte, wie der Hund zurückging.

»Das ist ein ganz gewöhnlicher Hund«, sagte er. »Solche wie den sieht man zu Hunderten auf der Straße.«

»Stimmt«, sagte ich.

»Der Hund ist keinen Penny wert«, sagte mein Onkel.

»Er ist noch nicht mal sehr viel weniger als einen Penny wert«, sagte ich. »Den Hund bekäme man nicht mal los, wenn man zwei Dollar drauflegt.«

»Ich würde ihn nicht mal nehmen, wenn ich drei Dollar dafür kriegen würde«, sagte mein Onkel. »Was kann er denn? Kann er ein Kaninchen fangen oder irgend sowas?«

»Nein«, sagte ich.

»Kann er Räuber verscheuchen?«, fragte mein Onkel.

»Nein«, sagte ich. »Er würde zu ihnen hinlaufen und ihnen die Hand lecken.«

»Wozu ist er dann gut?«, fragte mein Onkel.

»Zu gar nichts«, sagte ich.

»Wozu halten sie dann haufenweise solche Hunde?«, sagte mein Onkel.

»Es sind Mexikaner«, sagte ich. »Einfache Leute.«

»Ich habe gehört, Mexikaner klauen wie die Raben«, sagte mein Onkel.

»Sie lassen alles mitgehen, was nicht niet- und nagelfest ist«, sagte ich.

»Ich habe dreizehn hungrige Mäuler zu stopfen, mich selbst nicht mitgerechnet«, sagte Juan. »Dreißig Cent die Stunde reicht nicht.«

»Dreizehn hungrige Mäuler?«, sagte mein Onkel.

»Er zählt die Tiere mit«, sagte ich.

»Er weiß wohl nicht zufällig, wie man Reben schneidet«, sagte mein Onkel.

»Wissen Sie, wie man Weinreben schneidet?«, fragte ich Juan.

»Nein, Señor«, sagte er. »Ich bin Soldat.«

»Was hat er gesagt?«, sagte mein Onkel.

»Er hat gesagt, er ist Soldat«, sagte ich.

»Der Krieg ist vorbei«, sagte mein Onkel.

Der Mexikaner holte seine Schrotflinte hervor, legte damit an, um zu demonstrieren, dass er Soldat war, und mein Onkel bemerkte, womit Juan da herummachte. Er ging hinter mir in Deckung.

»Sag ihm, er soll die Flinte weglegen«, sagte er. »Ich habe keine Lust, aus Versehen von einem Mexikaner erschossen zu werden. Ich glaube ihm. Ich glaube ihm, dass er Soldat ist. Sag ihm, er soll die gottverdammte Flinte weglegen. Sonst erschießt er mich noch, bloß um zu beweisen, dass er Soldat ist.«

»Nein, das wird er nicht«, sagte ich.

»Ich brauche keine Leute«, sagte mein Onkel zu Juan Cabral.

»Dreißig Cent die Stunde reicht nicht, um dreizehn hungrige Mäuler zu stopfen, mich selbst nicht mitgerechnet«, sagte der Mexikaner.

Er legte die Flinte weg, und ehe mein Onkel sich's versah, schauten fünf junge mexikanische Gesichter zu ihm auf. Er verlor beinahe das Gleichgewicht.

»Wer sind diese Leute?«, fragte er.

»Das sind die Kinder«, sagte ich. »Zwei Jungs und drei Mädchen.«

»Was wollen sie?«, fragte mein Onkel.

»Bohnen, Mehl und Salz«, sagte ich. »Sie brauchen nicht viel.«

»Sag ihnen, sie sollen verschwinden«, sagte mein Onkel. »Er weiß ja nicht mal, wie man Reben schneidet.«

»Reben schneiden kann jeder lernen«, sagte ich.

»Er wird mir meinen Weinberg kaputtmachen«, sagte mein Onkel.

»Und alles klauen, was nicht niet- und nagelfest ist«, sagte ich.

»Ich zahle zehn Cent die Stunde mehr als die meisten Farmer«, sagte mein Onkel.

»Er sagt, das reicht nicht«, sagte ich.

»Tja«, sagte mein Onkel, »frag ihn, wie viel denn reicht.«

»Señor Cabral«, sagte ich zu dem Mexikaner, »würden Sie für fünfunddreißig Cent die Stunde arbeiten? Mein Onkel braucht zwar keine Leute, aber Sie sind ihm sympathisch.«

»Haben Sie eine Unterkunft für meine Familie und die Tiere?«, fragte der Mexikaner.

»Ja«, sagte ich. »Sie ist bescheiden, aber bequem.«

»Gibt es viel zu tun?«, fragte der Mexikaner.

»Sehr wenig«, sagte ich.

»Ist die Arbeit angenehm?«, fragte der Mexikaner.

»Angenehm und gesund«, sagte ich.

Juan Cabral stieg vom Wagen und kam zu meinem Onkel herüber. Mein Onkel bekam ziemlich Angst. Die Hunde folgten dem Mexikaner, und seine Kinder umringten meinen Onkel bereits.

»Señor«, sagte der Mexikaner zu meinem Onkel, »ich werde in ihrem Weinberg arbeiten.«

»Es ist mir eine Ehre«, sagte mein Onkel.

Er war vollkommen durcheinander. Das lag hauptsächlich an den Hunden, aber auch an den fünf mexikanischen Kindern und den ausgezeichneten Manieren des Mexikaners.

An der Flinte lag es sicherlich nicht. Mein Onkel ließ sich von keiner Macht der Welt einschüchtern.

Um drei Uhr nachmittags waren die Mexikaner in ihrem kleinen Haus untergebracht, und ich ging mit Juan Cabral, gefolgt von Pablo, Pancho und seinem lahmen Cousin Federico, zu einem Weinstock, um ihm beizubringen, wie man Reben schneidet. Ich erklärte die Gründe für jeden Schnitt der Schere. Damit die Rebe in Form bleibt. Damit sie kräftig bleibt. Damit ihre frischen Triebe nach oben wachsen, der

Sonne entgegen. Und so weiter. Ich ging die Reihe entlang zum nächsten Weinstock. Ich gab ihm die Gartenschere und fragte ihn, ob er nicht gern selbst einmal versuchen wolle, die Rebe zu schneiden. Er war sehr höflich und sagte, es wäre ihm ein Vergnügen. Er arbeitete langsam und bedächtig und erklärte seinen Kindern und seinem lahmen Cousin, wie ich zuvor ihm, die Gründe für jeden Schnitt der Schere. Sein lahmer Cousin Federico, ein Mann von ungefähr sechzig, war schwer beeindruckt.

Ich schlug vor, er solle bis zum Einbruch der Dunkelheit Reben schneiden, und kehrte zu meinem Onkel zurück, der am Steuer des Ford saß und träumte.

»Wie sieht es aus?«, fragte er.

»Ausgezeichnet«, sagte ich.

Wir fuhren mit über hundert Sachen in die Stadt zurück, als wollte mein Onkel irgendetwas Schrecklichem entfliehen, und er sagte die ganze Strecke über kein Wort. Als wir in der Nähe des Vergnügungsparks auf die Ventura Avenue einbogen, sagte er: »Die vier Hunde sind auch zusammengenommen keinen Penny wert.«

»Es geht nicht um die Hunde«, sagte ich. »Mexikaner sehen das einfach nicht so.«

»Ich dachte, der Hund würde mich beißen«, sagte mein Onkel.

»Ach was«, sagte ich. »Das würde ihm nicht einfallen. Nicht mal, wenn du ihn trittst. Sein Herz ist voller Liebe. Bei den Mexikanern ist es genauso. Was die klauen, ist meistens nur Kleckerkram.«

»Die Kinder haben ziemlich gesund ausgesehen«, sagte mein Onkel.

»Gesündere gibt's nicht«, sagte ich.

»Was essen sie?«, fragte mein Onkel.

»Bohnen und mexikanisches Brot«, sagte ich. »Lauter Sachen, die angeblich nicht gesund sind.«.

»Meinst du, er lernt jemals, wie man Reben schneidet?« fragte mein Onkel.

»Klar«, sagte ich.

»Er wird doch wohl nicht mit dem Traktor abhauen, oder?«, sagte mein Onkel.

»Nein«, sagte ich, »der ist viel zu schwer.«

»Letztes Jahr habe ich mit dem Weinberg Verlust gemacht«, sagte mein Onkel.

»Ich weiß«, sagte ich. »Das Jahr davor auch.«

»Ich habe mit dem Weinberg Verlust gemacht, seit ich ihn gekauft habe«, sagte mein Onkel. »Wer will schon Trauben? Wer will Rosinen?«

»Dieses Jahr ist es vielleicht anders«, sagte ich.

»Meinst du?«, sagte mein Onkel.

»Ich glaube, der Mexikaner wird es hinkriegen«, sagte ich.

»Komisch«, sagte mein Onkel. »Genau das habe ich auch gedacht. Wenn er diesen Winter die dreizehn Mäuler stopft, sein eigenes nicht mitgerechnet, dann wird es dieses Jahr nicht so schlecht.«

»Mehr Verlust als letztes Jahr kannst du nicht machen«, sagte ich.

»Die Japsen sind in Ordnung«, sagte mein Onkel, »sie haben halt nur eine andere Einstellung als die Mexikaner.«

»Die Japsen kämen gar nicht auf die Idee, vier ganz normale Hunde zu halten«, sagte ich.

»Sie würden die Hunde verjagen«, sagte mein Onkel.

»Sie würden Steine nach ihnen schmeißen«, sagte ich.

»Ich glaube, dieses Jahr wird ein gutes Jahr«, sagte mein Onkel.

Und die ganze Strecke in die Stadt über sagten wir nichts weiter.

Schon mal in eine Zwergin verliebt gewesen?

»Sie haben sich nicht zufällig schon mal in eine Zwergin von zwanzig Kilo Körpergewicht verliebt, oder?«

»Nein«, sagte ich, »aber trinken Sie doch noch ein Bier.«

»Unten in Gallup«, sagte er, »vor zwanzig Jahren. 'n Kerl namens Rufus Jenkins ist mit sechs weißen und zwei schwarzen Pferden in die Stadt gekommen. Hat gesagt, er bräuchte jemand, der ihm die Pferde zureitet, weil sein linkes Bein aus Holz wär und er's nicht selber machen könnte. Haben uns in Parker's Mercantile Store getroffen und uns schließlich geprügelt, ich und Henry Walpal. Hab ihm mit 'nem Spucknapf aus Messing den Schädel eingeschlagen und bin nach Mexiko abgehauen, aber er hat's überlebt.

Konnte kein Wort Spanisch. Hab 'ne Stelle bei 'nem Viehzüchter namens Diego angenommen, der ist in Kalifornien zur Schule gegangen. Konnte besser Englisch als Sie und ich. Hat gesagt: Dein Job, Murph, ist die Zuchtbullen füttern. Geht klar, sag ich; was geb ich ihnen denn? Heu, Salat, Salz und Bier, sagt er. Geht klar, sag ich; sind ja Ihre Bullen.

Zwei Tage später haben wir uns geprügelt, wegen 'nem Akkordeon, das ich ihm angeblich geklaut hab. Ich hab's mir bloß geliehen, und bei der Keilerei hab ich's auf seinem Kopf zerdeppert; hat eines der schönsten Akkordeons ruiniert, das ich je gesehen hab. Hab mir 'n Pferd geschnappt und bin über die Grenze zurückgeritten. Nach Texas. Bin mit einem ins Gespräch gekommen, der 'n ehrlichen Eindruck machte. Stellte sich raus, es war 'n Ranger, der nach mir gesucht hat.«

»Ja«, sagte ich. »Sie haben was von 'ner Zwergin von zwanzig Kilo Körpergewicht gesagt.«

»Werd ich diese Lady je vergessen? Werd ich je über diese zu klein geratene Amazone hinwegkommen?«

»Werden Sie?«, sagte ich.

»Wenn ich meinen sechzigsten Geburtstag erlebe«, sagte er.

»Den sechzigsten?«, sagte ich. »Sie sehen jetzt schon aus wie über sechzig.«

»Weil man mir den Ärger am Gesicht ansieht. Ärger und Komplikationen. Ich bin vor drei Monaten sechsundfünfzig geworden.«

»Aha.«

»Hab dem Texas Ranger gesagt, ich heiße Rothstein, Bergbauingenieur aus Pennsylvania auf der Suche nach lohnender Arbeit. Hat mir zwei Stellen in Houston genannt. Hab eines frühen Morgens fast ein Auge verloren, als ich die Treppe runter bin. Auf 'n eins achtzig großen Kerl gestoßen, mit 'ner Eisenklaue, wo eigentlich seine rechte Hand hätte sein müssen. Hat gesagt, du hast meine Ehe kaputtgemacht. Hab ihm gesagt, ich wär fremd in Houston. Die Mädels haben sich oben an der Treppe versammelt, weil sie die Keilerei mitkriegen wollten. Sieben Stück. Eins achtzig und 'ne Eisenklaue. Das tut den Nerven gar nicht gut. Hab ihm eine aufs Maul gegeben, als er mit der Klaue auf meinen Kopf gezielt hat. Hätte 'n Auge verloren, wenn ich nicht so schnell geschaltet hätte. Ist im Rinnstein gelandet und hat 'ne Kanone gezogen. Hat sieben Mal geschossen, aber ich war schon wieder die Treppe rauf. Bin eine Stunde später von dort weggegangen, in 'nem Seidenkleid mit Federboa, 'n Hut tief ins Gesicht gezogen. Hab ihn an der Ecke stehen und warten sehen. Hab gesagt: Lust auf 'n Tänzchen? Nö, hat er gesagt. Bin weiter die Straße lang und raus aus der Stadt.

Sie haben sich nicht zufällig schon mal 'n Kleid anziehen müssen, um ihre Haut zu retten, oder?«

»Nein«, sagte ich. »Und in eine Zwergin von zwanzig Kilo Körpergewicht habe ich mich auch noch nie verliebt. Trinken Sie noch ein Bier.«

»Danke. Schon mal versucht, mit 'nem Fahrrad Vieh zu treiben?«

»Nein«, sagte ich.

»Bin mit sechzig Cent in der Tasche aus Houston weg, Geschenk von 'nem Mädchen namens Lucinda. In vierzehn Stunden vierzehn Meilen gegangen. Riesenhaus mit Stacheldraht drumrum, und Riesenhunde. Das Einzige, woran ich nie vorbeigekommen bin. Bin trotzdem durchs Tor vor lauter Hunger und Durst. Die Hunde sind aufgesprungen und auf mich los. Bin mittenrein marschiert und mit jeder Sekunde älter geworden. Bin zur Tür gegangen und hab geklopft. Dicke Negerin hat die Tür auf- und gleich wieder zugemacht. Hat gesagt: Fort mit dir, weißes Gesindel.

Hab noch mal geklopft. Sie sagt: Fort mit dir. Noch mal. Fort mit dir. Noch mal. Diesmal hat der Alte selber die Tür aufgemacht, mindestens neunzig. Dazu noch 'ne abgesägte Schrotflinte.

Hab gesagt, ich will keinen Ärger, Pater. Ich hab Hunger und Durst, heiße Cavanaugh.

Hat mich reingelassen und uns beiden Mint Juleps gemacht.

Ich sag: Wohnen Sie allein hier, Pater?

Er sagt: Trink und stell keine Fragen; vielleicht leb ich allein, vielleicht aber auch nicht. Du hast die Negerin gesehen. Zieh selber deine Schlüsse.

Ich hatte schon mal von so was gehört, hab aus Taktgefühl aber nicht gezwinkert.

Er ruft: Elvira, bring dem Gentleman Sandwiches.

Jung genug für 'n Siebzigjährigen, wahrscheinlich nicht älter als vierzig, und dick.

Hat gesagt: Kannst du Karten spielen?

Nö, sag ich.

Prima, Cavanaugh, sagt er, spielen wir 'ne Partie Poker.

Haben die ganze Nacht gespielt.

Wenn ich ihnen sagen würde, der alte Südstaaten-Gentleman war mein Großvater, dann würden Sie mir nicht glauben, oder?«

»Nein.«

»Tja, wie's der Zufall will, war er's auch nicht, obwohl's schon 'n tolles Ding gewesen wäre.«

»Wo haben Sie Vieh mit dem Fahrrad getrieben?«

»Toledo, Ohio, 1918.«

»Toledo, Ohio? Dort oben wird kein Vieh getrieben.«

»Jetzt nicht mehr. Aber 1918 schon. Einer hat's jedenfalls gemacht. 'n Buchhalter namens Sam Gold. Der einzige jüdische Cowboy, den ich je gesehen hab. Direkt aus der Eastside von New York. Sombrero, Lassos, Bull-Durham-Tabak, zwei Stück Vieh und zwei Fahrräder. Hat seinen Betrieb Gold Bar Ranch genannt, zwei Morgen knapp außerhalb der Stadtgrenze.

Das war im Kriegsjahr, wenn Sie sich erinnern.«

»Ja«, sagte ich.

»Erinnern Sie sich an 'nen Film namens *Gewehr über?*«

»Klar. Hab ich fünfmal gesehen.«

»Erinnern Sie sich an die Szene, wo Charlie Chaplin denkt, er wäscht sich den Fuß, und dann stellt sich raus, es ist der Fuß von jemand anders?«

»Klar.«

»Das glauben Sie jetzt vielleicht nicht, aber ich war der Mann, dem Charlie Chaplin in dem Film den Fuß gewaschen hat.«

»Möglich ist es«, sagte ich, »aber wie war das, die zwei Kühe mit dem Fahrrad zu treiben? Wie haben Sie das gemacht?«

»War kinderleicht. Bin freihändig gefahren. Musste ich ja auch, sonst hätte ich die Kühe gar nicht mit dem Lasso einfangen können. Hab für Sam Gold gearbeitet, bis die Kühe weggelaufen sind. Hatten Schiss vor Fahrrädern. Sind nach Toledo reingelaufen, und wir haben nie mehr die geringste Spur von ihnen gesehen. Haben in sämtlichen Zeitungen inseriert, sie aber nie wiedergekriegt. Hat ihm das Herz gebrochen. Hat beide Räder verkauft und ist nach New York zurückgekehrt.

Hab vier Asse aus einem Spiel rote Karten genommen und bin in die Stadt gegangen. Poker. Einer am Tisch namens Chuck Collins, der hat gern was riskiert. Hab ihm mit 'nem Lächeln gesagt, er hätte wohl keine Lust, hundert Dollar drauf zu wetten, dass ich im nächsten Spiel vier Asse auf der Hand hab. Hat sich drauf eingelassen. Meine Karten waren rot auf der Rückseite. Die anderen Karten waren blau. Hatte ich glatt vergessen. Hab ihm vier Asse gezeigt. Pik As, Kreuz As, Karo As, Herz As. Die vier Karten werd ich nie vergessen, und wenn ich meinen sechzigsten Geburtstag noch erlebe. Wär auf der Stelle kaltgemacht worden, wenn der Hurrikan in dem Jahr nicht gewesen wär.«

»Hurrikan?«

»Sie haben doch wohl nicht den Hurrikan von 1918 in Toledo vergessen, oder?«

»Nein«, sagte ich. »In Toledo gab's keinen Hurrikan, weder 1918 noch in irgendeinem anderen Jahr.«

»Was war denn dann Ihrer Meinung nach dieser Riesenwirbel, Herr des Himmels? Und wieso bin ich in Chicago wieder zu mir gekommen? Und wie im Traum die State Street entlanggegangen?«

»Wahrscheinlich haben die Sie fortgejagt.«

»Nein, das war's nicht. Schauen Sie mal in die Zeitungen von November 1918, da werden Sie, glaube ich, feststellen, dass es in Toledo einen Hurrikan gab. Ich weiß noch, ich hab auf dem Dach von 'nem zweistöckigen Haus gesessen, das schwebte Richtung Nordwesten.«

»Nordwesten?«

»Klar.«

»Okay, trinken Sie noch eins.«

»Danke«, sagte er, »viiiiielen Dank.«

»Sie haben sich nicht zufällig schon mal in eine Zwergin von zwanzig Kilo Körpergewicht verliebt, oder?«, sagte ich.

»Wer?«, sagte er.

»Sie«, sagte ich.

»Nein«, sagte er, »kann ich nicht behaupten.«

»Tja«, sagte ich, »dann will ich Ihnen mal davon erzählen.«

Der Versicherungsvertreter, der Bauer, der Teppichhändler und die Topfpflanze

Arshag Gorobakian war ein kleiner Mann, der sich seinen Lebensunterhalt als Vertreter der New York Life Insurance Company verdiente. Er arbeitete ausschließlich unter seinen Landsleuten, den Armeniern. »In zwanzig Jahren«, erzählte er einem neuen Kunden häufig, »habe ich dreihundert Policen verkauft, und bis jetzt sind zweihundert von meinen Kunden gestorben.« Er äußerte diese Bemerkung nicht in bekümmertem Ton, und sie war auch nicht als Kommentar zur Traurigkeit des Lebens gedacht. Ganz im Gegenteil deutete Gorobakians Lächeln an, dass er mit dem Hinweis auf die zweihundert schlicht den Umstand meinte, dass diese Männer den Tod um seinen schrecklichen Sieg betrogen und zugleich die New York Life Insurance Company zum Narren gehalten hatten. »Alles schlaue Burschen«, sagte er einem neuen Kunden häufig. »Männer wie Sie, in allen Dingen praktisch veranlagt und intelligent. Sie haben sich gesagt: ›Ja, wir werden sterben, da führt kein Weg dran vorbei, finden wir uns damit ab.‹«

An dieser Stelle zog der Versicherungsvertreter die gedruckten Diagramme und Statistiken aus der Innentasche seines Jacketts und sagte: »Hier sind die Fakten. Sie sind siebenundvierzig und dank Gottes Gnade bei guter Gesundheit. Laut den Fakten werden Sie in fünf Jahren tot sein.«

Dann lächelte er sanft und teilte mit dem neuen Kunden das erhebende Gefühl, das sich bei dem Gedanken einstellte, in fünf Jahren zu sterben und dadurch eine riesige Geldsumme zu verdienen. »In fünf Jahren«, pflegte er zu sagen, »werden Sie meiner Firma dreihundertsiebenundachtzig Dollar bezahlt haben, und bei Ihrem Tod werden Sie zwanzigtausend Dollar verdienen, das entspricht einem Nettogewinn von neunzehntausendsechshundertdreizehn Dollar.«

»Das«, pflegte er zu sagen, »ist in jedem Fall ein schöner Investitionsertrag.«

Einmal jedoch redete er mit einem Bauern in Kingsburg, der nicht glaubte, dass er in fünf Jahren tot sein würde.

»Kommen Sie in siebzehn, achtzehn Jahren wieder«, sagte der Bauer.

»Aber Sie sind jetzt siebenundsechzig Jahre alt«, sagte der Versicherungsvertreter.

»Ich weiß«, sagte der Bauer. »Aber ich lasse mich bei so einer Sache nicht übers Ohr hauen. Ich werde heute in zwanzig Jahren noch leben. Ich habe dreihundert neue Olivenbäume gepflanzt, und ich weiß, ich werde erst sterben, wenn sie ausgewachsen sind. Ganz zu schweigen von den Maulbeerbäumen, den Granatapfelbäumen, den Walnuss- und den Mandelbäumen. Nein«, sagte der Bauer, »für so einen Handel ist die Zeit noch nicht reif. Ich weiß, ich werde heute in zwanzig Jahren noch leben. Das spüre ich in den Knochen. Soll ich mal was sagen?«

»Ja«, sagte der Versicherungsvertreter.

»Ich werde noch *dreißig* Jahre leben, nicht zwanzig. Sie werden zugeben, dass ich bei einem solchen Geschäft der Geleimte wäre.«

Der Versicherungsvertreter war klein, höflich, leise und niemals aggressiv.

»Wie ich sehe«, sagte er, »sind Sie ein Mann von beeindruckender Kraft ...«

»Beeindruckender Kraft?«, dröhnte der Bauer. »Soll ich mal was sagen?«

Der Versicherungsvertreter nickte.

»Was Sie sagen, stimmt«, sagte er. »Ich bin ein Mann von beeindruckender Kraft. Was für ein Tod? Wieso sollte ich sterben? Aus welchem Grund, Landsmann? Ich habe es nicht eilig. Geld? Ja. Das ist gut. Aber ich werde nicht sterben.«

Der Versicherungsvertreter rauchte in aller Ruhe seine Zigarre, obwohl er sich innerlich in einem Zustand großer Aufgewühltheit befand, wie ein in die Flucht geschlagener Kavallerieoffizier, der verzweifelt versucht, seine Männer zu sammeln und eine neue Offensive zu organisieren.

»Ihnen den Tod?«, sagte er zu dem Bauern. »Gott bewahre. Noch nie im Leben habe ich einem anderen Menschen den Tod gewünscht. Das Leben ist es, was wir genießen. Der Geschmack der Wassermelone im Sommer ist das, was wir schätzen.«

»Darf ich was sagen?«, unterbrach der Bauer.

Wieder nickte der Versicherungsvertreter.

»Was Sie sagen, stimmt«, sagte er. »Was wir schätzen, ist der Geschmack der Wassermelone im Sommer. Und Brot, Käse und Trauben in der Abendkühle, unter den Bäumen. Bitte fahren Sie fort.«

»Ich wünsche keinem Menschen den Abgang von der freundlichen Bühne des Lebens«, sagte der Versicherungsvertreter. »Wir dürfen uns allerdings nichts vormachen.«

Er wedelte mit den Unterlagen in seiner Hand.

»Unsere Welt ist verrückt«, sagte er. »Sie sind ein starker Mann. Sie genießen den Geschmack der Wassermelone. Sie gehen in der Stadt spazieren. Ein Auto überfährt Sie, und wo stehen Sie dann? Sie sind tot.«

Der Bauer runzelte die Stirn.

»Ah, ja«, sagte er. »Das Auto.«

»Für den Fall, dass Sie bei einem Unfall sterben, was Gott verhüten möge«, sagte der Versicherungsvertreter, »profitieren Sie sogar doppelt.«

»Die verfluchten Autos«, sagte der Bauer. »Ich werde auf der Straße besonders achtgeben.«

»Wir geben alle acht«, sagte der Versicherungsvertreter, »aber was nützt uns das? Bei Autounfällen kommen jedes Jahr mehr Menschen ums Leben als in einem Jahr Weltkrieg.«

»Darf ich was sagen?«, sagte der Bauer.

»Bitte«, sagte der Versicherungsvertreter.

»Ich habe nicht übel Lust, mich zu schützen«, sagte der Bauer. »Ich habe nicht übel Lust, eine Versicherung abzuschließen.«

»Das ist ein kluger Plan«, sagte der Versicherungsvertreter.

Der Bauer schloss eine Versicherung ab und begann, Beiträge zu bezahlen. Zwei Jahre später bat er den Versicherungsvertreter zu sich nach Hause und machte ihm, wenn auch höflich, schwere Vorwürfe. Er beklagte sich, er habe zwar schon mehrere hundert Dollar ausgegeben, sei aber noch nicht einmal ansatzweise Gefahr gelaufen, ums Leben zu kommen, was er sehr merkwürdig finde.

»Ich will die Police nicht mehr«, sagte er.

Der Versicherungsvertreter erzählte ihm die ironische Geschichte eines anderen Mannes, der nach zwei Jahren seine Police gekündigt habe und drei Wochen später von einem wütenden Stier zerfleischt worden sei. Den Bauern freilich beeindruckte die Geschichte nicht.

»Darf ich was sagen?«, sagte er. »Es gibt auf der ganzen Welt keinen Stier, der so stark wäre, dass er mich zerfleischen könnte. Ich würde ihm den Hals brechen. Nein, danke, ich möchte nicht versichert sein. Ich habe mich entschlossen, nicht zu sterben, auch nicht für einen Profit. Ich habe hundertmal die Möglichkeit gehabt, vor ein Auto zu laufen, aber ich bin jedes Mal vorsichtig zurückgetreten und habe es vorbeifahren lassen.«

Das ist vierzehn Jahre her, und der Bauer, ein Mann namens Hakimian, lebt immer noch.

Der Versicherungsvertreter jedoch bevorzugte Leute, die aufgeklärter waren als Bauern. Er selbst hatte einen Collegeabschluss. Er bevorzugte Menschen, mit denen er stundenlang über andere Dinge reden konnte, um dann nach und nach seinen Versicherungsvortrag einfließen zu lassen. Oft fuhr er zweihundert Meilen nach San Francisco, um sich mit einem Zahnarzt zu unterhalten, der ebenfalls einen Collegeabschluss hatte.

Einmal beschloss er, mit seinem Buick quer durchs Land nach Boston zu fahren. Das war eine zehntägige Fahrt. Unterwegs würde es viel zu sehen geben, und in Boston würde er seine Schwester, ihren Mann und deren elf Kinder besuchen. Er fuhr nach Boston, besuchte seine Schwester und ihre Familie und lernte einen Teppichhändler kennen, der einen Collegeabschluss hatte. Dreimal in zehn Tagen besuchte er diesen Mann zu Hause und führte angenehme Gespräche mit ihm. Der Mann hieß Haroutunian und war ein großer Freund von Gesprächen. Der Versicherungsvertreter fand ihn in sämtlichen Themen höchst bewandert. Doch als das Gespräch auf das Thema Lebensversicherung kam, musste er feststellen, dass sein Freund schlichtweg nicht in der Stimmung war. Jedenfalls nicht im Augenblick.

Es wurde Zeit für den Versicherungsvertreter, nach Kalifornien zurückzukehren. Vor seiner Abreise bekam er Besuch von Haroutunian, dem Teppichhändler, der eine kleine Topfpflanze in der Hand hielt.

»Mein Freund«, sagte der Teppichhändler, »ich habe einen Bruder in Bakersfield, das liegt ganz in der Nähe Ihres Wohnorts. Ich habe ihn seit zwanzig Jahren nicht mehr gesehen. Würden Sie mir einen Gefallen tun?«

»Selbstverständlich«, sagte der Versicherungsvertreter.

»Bringen Sie diese Pflanze meinem Bruder und grüßen Sie ihn von mir«, sagte der Teppichhändler.

»Aber gern«, sagte der Versicherungsvertreter. »Was ist das für eine Pflanze?«

»Ich weiß nicht«, sagte der Teppichhändler, »aber die Blätter haben einen wunderbaren Duft. Riechen Sie mal.«

Der Versicherungsvertreter roch an der Pflanze und war vom Duft der Blätter enttäuscht.

»Das ist wirklich ein himmlischer Duft«, sagte er.

Der Teppichhändler gab dem Versicherungsvertreter Namen und Adresse seines Bruders, dann sagte er:

»Noch etwas. Das Landwirtschaftsministerium jedes Staates verlangt, dass man Pflanzen, die man transportiert, auf Schädlinge untersuchen lässt. Diese Pflanze hier hat keine, aber Vorschrift ist Vorschrift. Sie werden kurz beim Landwirtschaftsministerium jedes Staates halten müssen. Eine bloße Formalität.«

»Aha«, sagte der Versicherungsvertreter.

Er hatte es allerdings versprochen, also packte er die Pflanze in seinen Wagen und reiste aus Boston ab.

Er war ein sehr gesetzestreuer Mensch, und die Pflanze machte ihm einige Umstände. Oft war, selbst nachdem er das Landwirtschaftsministerium des jeweiligen Staates gefunden hatte, der zuständige Beamte gerade verreist und wurde erst in einigen Tagen zurückerwartet.

Folge der ganzen Sache war, dass der Versicherungsvertreter für die Heimfahrt einundzwanzig statt zehn Tage brauchte. Er fuhr hundert Meilen nach Bakersfield und machte den Bruder des Teppichhändlers ausfindig.

Die Pflanze war wohlbehalten und trieb inzwischen kleine rote Blüten, deren Geruch der Versicherungsvertreter äußerst unangenehm fand.

»Dreitausendsechshundertachtundsiebzig Meilen«, sagte der Versicherungsvertreter, »habe ich diese wunderbare Pflanze vom Haus Ihres Bruders in Boston zu Ihrem Haus in Bakersfield gebracht. Ihr Bruder lässt grüßen.«

Der Bruder des Teppichhändlers mochte die Pflanze noch weniger als der Versicherungsvertreter.

»Ich will die Pflanze nicht«, sagte er.

Der Versicherungsvertreter war ein Mensch, der nicht leicht zu beeindrucken war. Er fand sich mit der Gleichgültigkeit des Bruders ab und nahm die Pflanze mit zu sich nach Hause.

Er setzte sie in seinem Garten in die beste Erde, kaufte Dünger dafür, goss sie und kümmerte sich sehr gut um sie.

»Es geht nicht um die Pflanze«, sagte er zu einem Nachbarn. »Von der wird mir übel. Aber eines Tages fahre ich vielleicht wieder nach Boston, um meine Schwester zu besuchen, und wenn ich den Teppichhändler wiedersehe, weiß ich, dass er sich nach der Pflanze erkundigen wird, und dann werde ich mich freuen ihm sagen zu können, dass sie blüht. Ich habe das Gefühl, ich habe ziemlich gute Chancen, ihm eines Tages eine Versicherung zu verkaufen.«

Lokomotive 38, der Ojibwe-Indianer

Eines Tages kam ein Mann auf einem Esel in die Stadt und begann in der Leihbücherei herumzulungern, wo ich damals den größten Teil meiner Zeit verbrachte. Er war ein hochgewachsener junger Indianer vom Stamm der Ojibwe. Er erzählte mir, er heiße Lokomotive 38. In der Stadt glaubten alle, er wäre aus einem Irrenhaus abgehauen.

Sechs Tage nach seiner Ankunft in der Stadt wurde sein Reittier in der Tulare Street von der Straßenbahn angefahren und schwer verletzt. Anderntags verendete es, höchstwahrscheinlich an inneren Verletzungen, an der Ecke Mariposa und Fulton Street. Es sank aufs Straßenpflaster, klemmte das Bein des Indianers ein, ächzte und starb. Nachdem der Indianer sein Bein freibekommen hatte, stand er auf, humpelte in den Drugstore an der Ecke und führte ein Ferngespräch. Er telefonierte mit seinem Bruder in Oklahoma. Der Anruf kostete ihn einen Haufen Geld, das er, wie von der Telefonistin verlangt, in den Schlitz steckte, als hätte er die Angewohnheit, jeden Tag solche Anrufe zu führen.

Ich war zu dem Zeitpunkt im Drugstore und aß ein Royal Banana Special mit gehackten Walnüssen.

Als er aus der Telefonzelle kam, sah er mich an der Eisbar sitzen und diesen schicken Becher essen.

»Hallo, Willie«, sagte er.

Er wusste, dass ich nicht Willie hieß – er nannte mich einfach gern so.

Er humpelte in den vorderen Ladenbereich, wo es Kaugummi gab, und kaufte drei Päckchen Juicy Fruit. Dann humpelte er zu mir zurück und sagte: »Was isst du denn da, Willie? Sieht gut aus.«

»Royal Banana Special«, sagte ich.

Der Indianer setzte sich auf den Hocker neben mir.

»Das nehme ich auch«, sagte er zur Bedienung.

»Wirklich schade, das mit Ihrem Esel«, sagte ich.

»Für ein Tier gibt es auf dieser Welt keinen Platz«, sagte er. »Was für ein Auto soll ich mir kaufen?«

»Sie wollen sich ein Auto kaufen?«, sagte ich.

»Ich denke jetzt schon seit mehreren Minuten darüber nach«, sagte er.

»Ich dachte, Sie haben kein Geld«, sagte ich. »Ich dachte, Sie sind arm.«

»Das ist der Eindruck, den die Leute von mir bekommen«, sagte er. »Außerdem bekommen sie den Eindruck, dass ich verrückt bin.«

»Auf mich machen Sie nicht den Eindruck, dass Sie verrückt sind«, sagte ich, »aber den Eindruck, dass Sie reich sind, machen Sie auch nicht.«

»Tja, bin ich aber«, sagte der Indianer.

»Ich wünschte, ich wäre reich«, sagte ich.

»Wozu denn?«, sagte er.

»Na ja«, sagte ich, »ich will jetzt schon drei Jahre hintereinander in Mendota angeln gehen. Ich brauche einiges an Ausrüstung und irgendein Auto, um dorthin zu kommen.«

»Kannst du denn Auto fahren?«, fragte der Indianer.

»Ich kann alles fahren«, sagte ich.

»Bist du denn schon mal Auto gefahren?«, fragte er.

»Noch nicht«, sagte ich. »Bis jetzt hatte ich noch nie ein Auto, das ich hätte fahren können, und eins zu klauen verstößt gegen die religiösen Grundsätze meiner Familie.«

»Willst du mir etwa weismachen, du könntest in ein Auto steigen und einfach losfahren?«, sagte er.

»Stimmt genau«, sagte ich.

»Weißt du noch, was ich dir neulich abends auf der Treppe der Leihbücherei gesagt habe?«, fragte er.

»Sie meinen über das Maschinenzeitalter?«, sagte ich.

»Genau«, sagte er.

»Ja, das weiß ich noch«, sagte ich.

»Gut«, sagte er. »Indianer werden mit einem Instinkt fürs Reiten, Rudern, Jagen, Fischen und Schwimmen geboren. Amerikaner werden mit einem Instinkt fürs Herummachen mit Maschinen geboren.«

»Ich bin kein Amerikaner«, sagte ich.

»Ich weiß«, sagte der Indianer. »Du bist Armenier. Ich kann mich erinnern. Ich habe dich gefragt, und du hast es mir gesagt. Du bist ein in Amerika geborener Armenier. Du bist vierzehn Jahre alt und weißt bereits, dass du Auto fahren kannst, sowie du in eins einsteigst. Du bist ein typischer Amerikaner, obwohl deine Hautfarbe, wie meine, dunkel ist.«

»Auto fahren ist kein Kunststück«, sagte ich. »Da ist nichts dabei. Es ist leichter, als auf einem Esel zu reiten.«

»Na gut«, sagte der Indianer. »Wie du meinst. Wenn ich die Straße raufgehe und mir ein Auto kaufe, fährst du dann für mich?«

»Na klar«, sagte ich.

»Wie viel müsste ich dir wohl bezahlen?«, fragte er.

»Soll das heißen, Sie wollen mich dafür bezahlen, dass ich Auto fahre?«, sagte ich.

»Natürlich«, sagte der Ojibwe.

»Na ja«, sagte ich, »das ist sehr nett von Ihnen, aber ich will kein Geld dafür, dass ich Auto fahre.«

»Einige von den Fahrten sind aber vielleicht lang«, sagte er.

»Je länger, desto besser«, sagte ich.

»Hast du Hummeln im Hintern?«, fragte er.

»Ich bin in dem Kaff hier geboren«, sagte ich.

»Gefällt's dir hier nicht?«, fragte er.

»Ich mag Berge, Bäche und Bergseen«, sagte ich.

»Warst du denn schon mal in den Bergen?«, fragte er.

»Noch nicht«, sagte ich, »aber irgendwann komme ich dorthin.

»Verstehe«, sagte er. »Was für ein Auto soll ich mir kaufen, was meinst du?«

»Wie wär's mit einem Ford Roadster?«, sagte ich.

»Ist das das beste Auto?«, sagte er.

»Wollen Sie das *beste?*«, sagte ich.

»Sollte ich denn nicht das beste haben?«, sagte er.

»Ich weiß nicht«, sagte ich. »Das beste kostet einen Haufen Geld.«

»Welches ist denn das beste?«, fragte er.

»Na ja«, sagte ich, »manche Leute finden, der Cadillac ist das beste. Anderen gefällt der Packard. Sie sind beide ziemlich gut. Keine Ahnung, welches das beste ist. Der Packard ist schön anzusehen, wenn er den Highway entlangfährt, aber das gilt auch für den Cadillac. Ich habe eine Menge von diesen schicken Autos den Highway entlangfahren sehen.«

»Wie viel kostet ein Packard?«, fragte er.

»Um die dreitausend Dollar«, sagte ich. »Vielleicht auch ein bisschen mehr.«

»Können wir jetzt gleich einen kriegen?«, fragte er.

Ich stieg vom Hocker. Er hörte sich verrückt an, aber ich wusste, dass er es nicht war.

»Hören Sie, Mr. Lokomotive«, sagte ich, »wollen Sie wirklich jetzt gleich einen Packard kaufen?«

»Du weißt doch, dass mein Esel vor ein paar Minuten eingegangen ist«, sagte er.

»Ich habe gesehen, wie's passiert ist«, sagte ich. »Wahrscheinlich wird man Sie jetzt jeden Moment verhaften, weil Sie das Tier auf der Straße haben liegen lassen.«

»Mich wird man nicht verhaften«, sagte er.

»Wird man wohl, wenn es ein Gesetz gibt, das es verbietet, einen toten Esel auf der Straße liegen zu lassen.«

»Nein, wird man nicht«, sagte er.

»Wieso nicht?«, fragte ich.

»Na ja«, sagte er, »nicht, wenn ich ihnen ein paar Papiere zeige, die ich ständig bei mir habe. In diesem Land haben die Leute eine Menge Respekt vor Geld, und davon habe ich eine Menge.«

Er ist wohl doch verrückt, dachte ich.

»Woher haben Sie denn das ganze Geld?«, fragte ich.

»Mir gehört ein bisschen Land in Oklahoma«, sagte er. »Ungefähr fünfzigtausend Morgen.«

»Und das ist Geld wert?«, fragte ich.

»Nein«, sagte er. »Bis auf ungefähr zwanzig Morgen ist es wertlos. Und auf den zwanzig Morgen habe ich ein paar Ölquellen. Mein Bruder und ich.«

»Wie seid ihr Ojibwes überhaupt nach Oklahoma gekommen?«, fragte ich. »Ich habe immer gedacht, die Ojibwes leben oben im Norden, in der Gegend der Großen Seen.«

»Das stimmt«, sagte der Indianer. »Wir haben auch in der Gegend der Großen Seen gelebt, aber mein Großvater war ein Pionier. Als alle anderen nach Westen gezogen sind, hat er sich ihnen angeschlossen.«

»Ach so«, sagte ich. »Tja, dann kriegen Sie wegen dem toten Esel wohl tatsächlich keine Schwierigkeiten.«

»Ich kriege wegen gar nichts Schwierigkeiten«, sagte er. »Aber nicht, weil ich Geld habe. Sondern weil die glauben, ich bin verrückt. In dieser Stadt weiß keiner außer dir, dass ich Geld habe. Weißt du, wo wir jetzt gleich eins von diesen Autos kriegen können?«

»Die Packard-Vertretung liegt am Broadway, zwei Blocks hinter der Leihbücherei«, sagte ich.

»Na schön«, sagte er. »Wenn du dir sicher bist, dass du nichts dagegen hast, für mich zu fahren, dann besorgen wir uns jetzt einen. Was Knalliges«, sagte er. »Rot, wenn sie einen in Rot dahaben. Wohin möchtest du gern als Erstes fahren?«

»Hätten Sie Lust, in Mendota angeln zu gehen?«, sagte ich.

»Da fahre ich mit«, sagte er. »Ich schaue dir beim Angeln zu. Wo kriegen wir eine Ausrüstung für dich?«

»Gleich um die Ecke bei Homan's«, sagte ich.

Wir gingen um die Ecke zu Homan's, und der Indianer kaufte mir eine Angelausrüstung für siebenundzwanzig Dollar. Dann gingen wir zur Packard-Vertretung am Broadway. Einen roten hatten sie nicht, aber es gab einen wunderschönen grünen. Er war hellgrün, wie die Farbe von frischem Gras. Das war 1922. Es war ein wunderschöner Tourensportwagen.

»Meinst du, du kannst dieses Riesending fahren?«, fragte der Indianer.

»Ich *weiß*, dass ich es fahren kann«, sagte ich.

Die Polizei fand uns in der Packard-Vertretung und wollte den Indianer verhaften, weil er den toten Esel auf der Straße liegengelassen hatte. Er zeigte den Polizisten die Papiere, von denen er mir erzählt hatte, und sie entschuldigten sich und gingen wieder. Sie sagten, sie hätten das Tier weggeschafft und es tue ihnen leid, ihn damit behelligt zu haben.

»Aber nicht doch«, sagte er.

Er wandte sich an den Geschäftsführer der Packard-Vertretung, Jim Lewis, der jedes Mal, wenn eine Wahl anstand, als Bürgermeister kandidierte.

»Ich nehme den Wagen hier«, sagte er.

»Ich mache gleich den Papierkram fertig«, sagte Jim.

»Was denn für Papierkram?«, sagte der Indianer. »Ich bezahle jetzt gleich.«

»Moment mal, Sie wollen dreitausendzweihundertsiebzehn Dollar und fünfundsechzig Cent *in bar* bezahlen?«, sagte Jim.

»Ja«, sagte der Indianer. »Er ist doch fahrbereit, oder?«

»Natürlich«, sagte Jim. »Ich lasse die Jungs noch mal mit einem Tuch drübergehen, um den Staub zu entfernen. Außerdem sollen sie den Motor überprüfen und auftanken. Das dauert nur zehn Minuten. Wenn Sie mir ins Büro folgen wollen, können wir das Geschäft sofort abschließen.«

Der Indianer folgte Jim in Jims Büro.

Ungefähr drei Minuten später kam Jim, bis ins Mark erschüttert, zu mir herüber.

»Aram«, sagte er, »wer ist dieser Kerl? Ich dachte, das wäre ein Spinner. Ich habe Johnny bei der Pacific-Southwest anrufen lassen, und die haben gesagt, sein Bankkonto wird gerade von irgendwo in Oklahoma hierher verlegt. Die haben gesagt, da wären etwas über eine Million Dollar drauf. Ich dachte, das wäre ein Spinner. Kennst du ihn?«

»Er hat mir gesagt, er heißt Lokomotive 38«, sagte ich. »So heißt doch niemand.«

»Das ist eine Übersetzung seines indianischen Namens«, sagte Jim. »Sein vollständiger Name steht im Vertrag. Kennst du ihn?«

»Ich habe jeden Tag mit ihm geredet, seit er auf diesem Esel, der heute Morgen gestorben ist, in die Stadt gekommen ist«, sagte ich, »aber ich hätte nie gedacht, dass er Geld hat.«

»Er sagt, dass du für ihn fährst«, sagte Jim. »Bist du dir sicher, dass du so ein Riesending überhaupt fahren kannst, Junge?«

»Moment mal, Mr. Lewis«, sagte ich. »Machen Sie mir bloß nicht diese einmalige Chance kaputt. Ich kann diesen Riesen-Packard genauso gut fahren wie sonst irgendwer in der Stadt.«

»Ich will dir nichts kaputtmachen«, sagte Jim. »Ich will bloß nicht, dass du von hier losfährst, sechs, sieben unschuldige Menschen überrollst und vielleicht noch den Wagen zu Schrott fährst. Steig ein, dann gebe ich dir ein paar Tipps. Hast du irgendeine Ahnung, wie du schalten musst?«

»Ich habe von gar nichts eine Ahnung«, sagte ich, »aber ich werde schon dahinterkommen.«

»Na schön«, sagte Jim, »lass dir einfach helfen.«

Ich stieg in den Wagen und setzte mich hinters Lenkrad, Jim setzte sich neben mich.

»Von jetzt an, Junge«, sagte er, »möchte ich, dass du mich als Freund betrachtest, der noch sein letztes Hemd für dich hergibt. Ich möchte dir dafür danken, dass du mir diesen feinen indianischen Gentleman gebracht hast.«

»Er hat mir gesagt, er will den besten Wagen, der auf dem Markt ist«, sagte ich. »Sie wissen doch, ich war schon immer verrückt danach, einen Packard zu fahren. Also, wie geht das?«

»Tja«, sagte Jim, »wollen mal sehen.«

»Mein Gott, Junge«, sagte er. »Deine Füße reichen nicht bis zu den Pedalen.«

»Ist doch egal«, sagte ich. »Erklären Sie mir einfach, wie ich schalte.«

Jim erklärte alles, während die Jungs den Staub vom Wagen wischten, den Motor überprüften und den Benzintank füllten. Als der Indianer herauskam und in den Wagen stieg – ich bestand darauf, dass er hinten saß –, hatte ich den Motor laufen.

»Er sagt, er kann fahren«, sagte der Indianer zu Jim Lewis. »Und zwar instinktiv«, sagte er. »Das glaube ich ihm auch.«

»Wegen Aram hier brauchen Sie sich keine Sorgen zu machen«, sagte Jim. »Der kann schon fahren. Macht den Weg frei, Jungs«, rief er. »Macht ihm so viel Platz wie nötig.«

Ich wendete langsam, schaltete und schoss mit ungefähr achtzig Sachen auf die Straße, während Jim Lewis hinter dem Wagen herrannte und rief: »Mach langsam, Junge. Gib erst Gas, wenn du auf dem Highway bist. Hier in der Stadt gilt eine Höchstgeschwindigkeit von vierzig Stundenkilometern.«

Der Indianer regte sich kein bisschen auf, obwohl ich ihn ganz schön herumschleuderte.

Allerdings nicht absichtlich. Es lag einfach daran, dass ich mich nicht sehr gut damit auskannte, wie das Auto funktioniert.

»Du bist ein ausgezeichneter Fahrer, Willie«, sagte er. »Es ist genau, wie ich gesagt habe. Du bist Amerikaner und mit einem Instinkt für mechanische Vorrichtungen wie die hier geboren.«

»In einer Stunde sind wir in Mendota«, sagte ich. »Dort gibt es tolle Angelplätze.«

»Wie weit ist es bis Mendota?«, fragte der Indianer.

»Ungefähr hundertfünfzig Kilometer«, sagte ich.

»Hundertfünfzig Kilometer sind in einer Stunde nicht zu schaffen«, sagte der Indianer. »Rechne zwei Stunden. Wir fahren durch interessante Landschaften. Die würde ich mir gerne genauer ansehen.«

»Na gut«, sagte ich. »aber ich will wirklich unbedingt dorthin und angeln.«

»Also gut«, sagte der Indianer. »Fahr diesmal so schnell, wie du magst, aber irgendwann möchte ich, dass du langsamer fährst, damit ich etwas von der Landschaft sehe. Ich bekomme überhaupt nichts mit. Ich habe ja nicht mal eine Chance, die Schilder zu lesen.«

»Wenn Sie wollen, fahre ich *jetzt* langsamer«, sagte ich.

»Nein«, beharrte er. »Lass ihn ruhig laufen. Lass ihn so schnell laufen, wie er kann.«

Nun ja, wir schafften es in einer Stunde und siebzehn Minuten bis Mendota. Wenn das große Stück unbefestigter Straße nicht gewesen wäre, hätte ich es noch schneller geschafft.

Ich fuhr bis ans Flussufer. Der Indianer fragte, ob ich wüsste, wie man das Verdeck herunterlässt, damit er im Freien sitzen und mir beim Angeln zusehen könne. Ich wusste nicht, wie man das Verdeck herunterlässt, aber ich bekam es herunter. Ich brauchte zwanzig Minuten dafür.

Ich angelte ungefähr drei Stunden lang, fiel zweimal in den Fluss und zog schließlich einen kleinen Fisch an Land.

»Du hast keine blasse Ahnung vom Angeln«, sagte der Indianer.

»Was mache ich denn falsch?«, fragte ich.

»Alles«, sagte er. »Hast du denn schon mal geangelt?«

»Nein«, sagte ich.

»Hab ich mir schon gedacht«, sagte er.

»Was mache ich denn falsch?«, fragte ich.

»Na ja«, sagte er, »nichts Besonderes, nur angelst du ungefähr mit der gleichen Geschwindigkeit, mit der du auch Auto fährst.«

»Ist das falsch?«, fragte ich.

»Nicht direkt falsch«, sagte er, »außer dass du so nie was Nennenswertes fangen und außerdem ständig in den Fluss fallen wirst.«

»Ich falle nicht«, sagte ich. »Die ziehen mich rein. Die ziehen wahnsinnig stark. Und das Gras ist mächtig rutschig. Außerdem kann man sich hier nirgendwo festhalten.«

Ich holte noch einen kleinen Fisch ein, dann fragte ich, ob er gern nach Hause fahren wolle. Er sagte ja, wenn ich das auch wolle, also packte ich die Angelausrüstung und die beiden Fische weg, stieg in den Wagen, und wir fuhren in die Stadt zurück.

Ich fuhr den großen Packard für den Ojibwe-Indianer Lokomotive 38, solange er in der Stadt blieb, das heißt den ganzen Sommer über. Er wohnte die ganze Zeit im Hotel. Ich wollte ihn dazu bringen, dass er fahren lernte, aber er sagte, das komme nicht in Frage. In jenem Sommer fuhr ich den Packard durch das ganze San Joaquin Valley, mit dem Indianer auf dem Rücksitz, wo er acht, neun Streifen Kaugummi kaute. Er sagte mir, ich solle fahren, wohin ich Lust hätte, also ging es entweder irgendwohin, wo ich angeln, oder irgendwohin, wo ich jagen konnte. Er behauptete, ich hätte keine Ahnung vom Angeln oder Jagen, aber er sehe mir gern dabei zu, wie ich es versuchen würde. So lange ich ihn kannte, lachte er niemals, mit einer Ausnahme. Das war, als ich mit einer 12er-Schrotflinte, die einen kräftigen Rückstoß hatte, auf ein Kaninchen schoss und eine Krähe tötete. Er versuchte mir ständig einzureden, das sei mein Durchschnitt. »Du schießt auf ein Kaninchen und triffst eine Krähe. Du bist ein Amerikaner«, sagte er. »Allein schon, wie du dich für dieses große Auto interessiert hast.«

An einem Novembertag in jenem Jahr kam sein Bruder aus Oklahoma in die Stadt, und als ich am nächsten Tag zum Hotel ging, um ihn abzuholen, hieß es, er sei mit seinem Bruder nach Oklahoma zurückgefahren.

»Wo ist der Packard?«, fragte ich.

»Mit dem sind sie gefahren«, sagte der Mann am Empfang.

»Wer ist gefahren?«, fragte ich.

»Der Indianer«, sagte er.

»Sie sind beide Indianer«, sagte ich. »Wer von den Brüdern hat den Wagen gefahren?«

»Derjenige, der hier im Hotel gewohnt hat«, sagte er.

»Sind Sie sicher?«, sagte ich.

»Na ja, ich habe ihn nur vorne einsteigen und wegfahren sehen«, sagte er. »Mehr nicht.«

»Wollen Sie damit sagen, er wusste, wie man schaltet?«, sagte ich.

»Ausgesehen hat es jedenfalls so«, sagte er. »Für mich hat er wie ein geübter Fahrer ausgesehen.«

»Danke«, sagte ich.

Auf dem Nachhauseweg überlegte ich mir, dass er mir nur weisgemacht hatte, er könne nicht fahren, damit ich die ganze Zeit fahren konnte und mich wohlfühlte. Er war bloß ein junger Mann, der auf einem Esel in die Stadt gekommen war, sich zu Tode langweilte und die Gelegenheit genutzt hatte, sich von einem Kleinstadtjungen unterhalten zu lassen, der sich ebenfalls zu Tode langweilte. Nur so konnte ich es mir erklären, ohne doch noch daran zu glauben, dass er verrückt war.

Ernsthafter Rat an einen jungen Mann, der im Begriff steht, den Beruf des Bestatters zu ergreifen

Jim Hatcher, zum Beispiel, geht arbeiten und stirbt, und seine Alte geht hin und erkundigt sich bei der Versicherung, wie viel es ist, und es ist eine Menge, nämlich siebzehntausend Dollar, also ist die alte Dame einerseits sehr traurig über seinen Tod und andererseits froh, dass es so ein hübsches Sümmchen ist. Dann kommen die Frau, die beiden Mädels und der schwachköpfige Junge zu mir, um einen Sarg zu besorgen, und weil Geschäft schließlich Geschäft ist, zeige ich ihnen den besten Sarg des Hauses, den besten, der überhaupt hergestellt wird, die schönste kleine Ruhestätte der Welt, und er kostet fünfhundert Dollar.

Nein.

Sie wollen ihn nicht. Sie gehen hin und versuchen mir weiszumachen, sie wollen ihn nicht, weil ich den Verstorbenen nicht so gekannt hätte, wie sie ihn gekannt haben, er war ein einfacher Mensch, ein Mensch mit einem ganz einfachen Geschmack, und der Sarg ist zu überladen, findet besonders die alte Dame, und ich weiß nur, er ist ihnen zu teuer, mir können sie nichts vormachen, ich bin schon zu lange im Bestattungsgeschäft.

Er ist ihnen zu teuer. Ich bin selbst ein einfacher Mensch.

Man geht arbeiten, und man lernt eine Menge über Menschen anhand der Art, wie sie ihre Toten begraben.

»Mrs. Hatcher«, sage ich. »Ich habe Ihren innig geliebten verstorbenen Mann in- und auswendig gekannt, wir sind zusammen zur Schule gegangen, Mrs. Hatcher, Jim und ich waren schon Kumpel, bevor er den Beruf des Metzgers und ich den des Bestatters ergriffen habe, und ich habe ihn gekannt wie meinen eigenen Bruder, ich habe ihn besser gekannt als meinen eigenen Bruder, Mrs. Hatcher, und er hatte einen erlesenen Geschmack.

Erlesen.

Dieser Sarg ist der erlesenste Sarg auf dem Markt, glauben Sie mir, Mrs. Hatcher.

Wenn Jim hier stünde und sich seinen Sarg selbst aussuchen könnte, wären wir uns in zwei Sekunden einig.«

Nein.

Sie weinen heftiger denn je. Nein, nein, nein, nein, nein. »O nein, o nein, Sie haben James nicht so gekannt, wie ich ihn gekannt habe«, sagt sie. »O nein, der da ist nicht der richtige.«

Schnelle Tränen, und das in rauen Mengen, aber wenn man als Bestatter arbeitet, findet man eine Menge über Menschen heraus.

Mein Geschäft ist es, einen Verkauf abzuschließen. Sie kommen und sie gehen. Ich habe hunderte beerdigt. Solche und solche. Man geht arbeiten, und es ist einem völlig schnuppe, ob man seinen Cousin, seinen Onkel oder seine Frau unter die Erde bringt. Vor sieben Jahren habe ich meine Frau beerdigt. War froh, sie los zu sein. Hab geheult wie ein Schlosshund. Mich andererseits aber gefreut wie ein Schneekönig, dass sie nicht mehr da war. Man geht arbeiten und kriegt ein und dieselbe Frau jahrein und jahraus irgendwann über.

James war dies und James war jenes.

Meine Aufgabe ist es, ihnen einen Sarg zu verkaufen. Meine Aufgabe ist es, ihnen möglichst den teuersten Sarg zu verkaufen. Wenn sie reich sind, hole ich mehr heraus, als wenn sie arm sind. Ich hole so viel wie möglich heraus. Es kostet Geld, ein Haus und einen Cadillac zu unterhalten, also habe ich mich an die Arbeit gemacht und ihnen gesagt, ich wüsste einfach, dass Jim lieber in meinem besten Sarg als in irgendeinem Feld-Wald-und-Wiesen-Ding beerdigt wäre, aber Mrs. Hatcher ist zusammengeklappt und in Ohnmacht gefallen. Gott Allmächtiger, ich bin schon zu lange in dem Geschäft. Ich bin auch beinahe in Ohnmacht gefallen, als Sarah unter die Erde kam, hab mich aber gefreut wie ein Schneekönig, dass ich sie nicht mehr an den Hacken hatte. Wenn Sie ein bisschen älter sind, werden Sie wissen, wovon ich rede. Man geht arbeiten, und es wird einem klar, dass es sich mit diesem Kram nicht ganz so verhält, wie es den Anschein hat. Am Tag nach Sarahs Beerdigung bin ich gottverdammich noch mal mit meinem Cadillac aufs Land gefahren und habe angefangen, mich nach einem schön drallen Mädel vom Land umzusehen, und was heißt es schon, dass ich keins gefunden habe? Gesucht habe ich jedenfalls. Ich bin durch die Gegend gefahren wie ein Schuljunge aus der Großstadt, der Hummeln in der Hose hat, und hab mich nach einer Frau umgesehen.

Bei der Beerdigung wäre ich fast in Ohnmacht gefallen, aber am nächsten Tag bin ich losgefahren und hab mich nach was Jungem und Knackigem in einem Kleid umgesehen.

Also habe ich Mrs. Hatcher gar nicht groß beachtet. Ich habe ihr ein Glas kaltes Wasser ins Gesicht gekippt, ihr die Hand gehalten und mit ihr geredet, aber was soll's, in diesem Beruf geht man arbeiten und macht solche Sachen genauso, wie ein Mechaniker arbeiten geht, einen Ford-Motor auseinandernimmt und sich nichts weiter dabei denkt.

Sie wollte nicht den schönsten Sarg für ihren innig geliebten Mann, also gut, dann wollte sie ihn eben nicht. Ich habe jede Menge Särge. Sie kennen das Lager noch nicht, aber Sie werden es in den nächsten Tagen kennenlernen.

Ich habe mal nachts in einem Sarg geschlafen.

Tom Watts hat mich eines Nachts im Kino mit seiner Frau erwischt, hat mich drei Häuserblocks weit verfolgt und dabei mit einem Taschenmesser herumgefuchtelt. Ich hatte keine Angst. Ich fühlte mich gedemütigt. Seine Frau hat mir noch nicht mal gefallen, ich mochte bloß die Art, wie sie roch. Es war wohl das Parfüm, das sie benutzt hat. Bei keiner anderen Lady hab ich je wieder so ein Parfüm gerochen, und ich habe eine Menge Ladys gerochen. Das erste, was man über ein Mädchen rauskriegen muss, ist, ob es gut riecht. Ich habe mal ein sehr gut aussehendes Mädchen gekannt, das hat nach Kuh gerochen. Hat Willy Mapes geheiratet, aber der ist schon seit seiner Geburt ständig erkältet. Willie atmet durch den Mund, manchmal vielleicht auch durch die Ohren. Sein Mund ist ganz voll von Zähnen und Zunge, also kriegt er seinen Sauerstoff vielleicht auf irgendeine andere Art als durch Atmen. Wenn man in einer Stadt wie unserer arbeiten geht, dann fällt einem jede Kleinigkeit an jedem lebenden Menschen auf, weil das zum Geschäft gehört. Ich habe schon vor achtzehn Jahren damit gerechnet, dass Willy Mapes an Erstickung stirbt, und kann mir noch immer nicht erklären, was ihn am Laufen hält.

Außerdem singt er im Chor. Deswegen habe ich es 1927 aufgegeben, in die Kirche zu gehen. Ich habe schon mal eine Kuh schöner singen hören als Willy Mapes, und die wurde da gerade geschlachtet. Hoher Sopran, glaube ich.

Als Tom Watts die Straße raufkam und dabei mit dem Taschenmesser rumfuchtelte, habe ich mir gesagt: Oliver, das ist kein Scherz. Der Mann ist wahrscheinlich übergeschnappt. Er glaubt, dass du eine Affäre mit Ethel hast. Gott Allmächtiger, ich bin ein paarmal mit Ethel aufs Land gefahren, aber ich habe nie eine Affäre mit ihr gehabt.

Die einzigen Liebesbriefe, die ich je geschrieben habe, habe ich mit dreizehn geschrieben, und zwar an ein Revuegirl, dessen Bild in der *Police Gazette* abgedruckt war. Sie hatte Strumpfhosen an und hat mich gewärmt, während ich bei Joe darauf gewartet habe, die Haare geschnitten zu kriegen. Joe hat mich angeschaut und gelacht, so wie diese Italiener lachen, wenn sie an solche Sachen, an Frauen denken und herumblödeln. »Nicht mehr lang«, hat er gesagt. »Jetzt dauert's nicht mehr lang, was, Kleiner?«

Ich habe nie mehr eine Lady mit schöneren Beinen gesehen. Ich habe ihr einen der verrücktesten Liebesbriefe unserer Zeit geschrieben. Ich habe geschrieben, ihre Augen wären wie die Sterne.

Ich habe nie eine Antwort gekriegt.

Und Toms Frau oder sonst einer Frau habe ich nie einen Liebesbrief geschrieben. Ich mochte bloß die Art, wie sie roch.

Tom kommt also die Cotton Street raufgeprescht und fuchtelt dabei mit diesem Messer, und ich renne hierhin und dahin und fühle mich sehr gedemütigt, weil ich jemand bin, von dem man erwartet, dass er die traurigen Seiten des Lebens kennt und dass er gemessenen Schrittes geht. Man erwartet von mir, dass ich nicht renne, denn wenn ein Mann die traurigen Seiten des Lebens kennt, erwartet man von ihm, dass er sich ganz langsam bewegt, so als lohnte es sich vielleicht sowieso nicht, irgendwo anzukommen.

Tom habe ich vor drei Jahren beerdigt, 1932. Er war knapp fünfzig. Ich weiß nicht, warum diese Burschen so abtreten, wie sie abtreten.

Man geht arbeiten, und eines Tages, wenn ein fetter kleiner Kerl wie Tom einen die Straße entlanghetzt, weil er einen mit seiner Frau im Kino erwischt hat, kommt man drauf, was man am schlauesten tut, und dann trifft man in aller Eile eine Entscheidung, ohne die Sache ein halbes Dutzend Mal hin und her zu überlegen.

Ich habe nicht gesagt: Tja, Oliver, das Beste, was du unter den gegebenen Umständen tun kannst, ist, in die Gasse und ins Institut zu flitzen und dich in dem alten Sarg in der Ecke zu verkriechen, weil Tom dort nie im Leben nach dir suchen wird.

Ich habe es einfach getan.

Und geschlafen wie ein satter Säugling.

Särge kenne ich in- und auswendig. Sie sind bequem. Der Plüsch ist ganz weich.

Die meisten Leute fürchten sich vor Särgen, aber sie haben keine Ahnung, wie warm und bequem es in einem Sarg eigentlich ist.

Bis zum Morgen hatte sich Tom natürlich ein bisschen abgeregt. Ich habe ausgiebig gefrühstückt, dann bin ich zu ihm ins Eisenwarengeschäft gegangen, die Brust ganz weit raus. Wenn man arbeiten geht, lernt man, dass es am klügsten ist, die Suppe auszulöffeln, die man sich eingebrockt hat, und zwar je eher, desto besser.

Ich fühlte mich zu allem bereit.

»Hör zu, Tom«, sagte ich, »das ist doch abwegig. Ich respektiere einen Mann, der Treue von seiner Frau verlangt, aber in Wirklichkeit bin ich in Molly Tomkins verliebt. Nicht in deine Frau.«

Das war ein Fehler. Eigentlich war ich gar nicht in Molly verliebt. Ich wollte Tom einfach nur aus seiner verdrießlichen Stimmung herausreißen.

Na ja, Molly war eine Lady, an die ich damals schon eine ganze Weile dachte, und ich kriegte nicht mit, dass Paul im Laden war und Nägel für den neuen Hühnerstall kaufte.

Paul Tomkins, ihr Mann und einer der wenigen Sportler von Bakersfield, außer mir.

Ich meine, er hat die Y.M.C.A.-Bronzemedaille im Ringen, Boxen und in Jiu-Jitsu.

Tom sagte: »Ich hatte einen sitzen. Tut mir leid.«

Einfach so.

Paul Tomkins sagte: »Hab ich das richtig verstanden, dass du von meiner Frau sprichst?«

Ich denke, er war drauf und dran, mich aus dem Laden zu schmeißen, und hätte es wohl auch getan. Ich haue einen Mann um, wenn er mir unhöflich kommt und nicht allzu groß ist, aber ich weiß auch, wann ich mich aus einem Schlamassel herausreden muss. Man geht arbeiten, und man lernt ein, zwei solche Sachen, wenn einem das Nasenbein an zwei verschiedenen Stellen gebrochen wurde und man sechs, sieben Mal aus einem achtbaren Haus rausgeflogen ist.

In diesem Beruf muss ein junger Mann wie Sie Augen und Ohren offenhalten und so viel wie möglich lernen. Wenn ein großer Kerl einem eine unverschämte Frage stellt und man weiß, dass man ihn nicht mit einem Schlag auf die Bretter schicken kann, dann redet man höflich mit ihm, und in neun von zehn Fällen wird er sich um seinen Kram kümmern und einen in Ruhe lassen. Denken Sie immer daran. Natürlich funktioniert das nicht immer. Es gibt zu jeder Regel eine Ausnahme.

Pat Hogan, der Telegrafist, war so eine Ausnahme. Ich habe sehr höflich mit Pat geredet, aber er hat es einfach nicht kapiert. Ich musste für eine Woche verreisen – wegen meines Gesichts –, dabei habe ich bloß im August zwei Wochen lang jeden Abend seine Frau besucht, während er im Telegrafenamt die Nachtschicht hatte.

Pat hätte mich fast umgebracht. Ich habe unentwegt höflich geredet, aber er wollte nicht aufhören, Sie sehen also, es gibt zu jeder Regel Ausnahmen, ganz gleich wie gut die Regel im Durchschnitt ist.

»Paul«, sagte ich, »ich hege die tiefste Bewunderung für dich und Mrs. Tomkins. Eure Liebe füreinander ist edel und wahrhaft eine Inspiration für junge und unschuldige Menschen. Ich freue mich sagen zu dürfen, dass ich von einer anderen Lady gesprochen habe, einer alten Bekannten von mir aus Nebraska. Sie ist nur für ein paar Tage hier.«

»Das ist was anderes«, sagte Paul.

Vor zehn Jahren habe ich ihn begraben.

Es macht sich also bezahlt, auf dieser Welt geduldig zu

sein, denn zwei Monate nach Pauls Hinscheiden waren Molly und ich so gut miteinander bekannt, wie es der liebe Gott jemals für zwei Menschen vorgesehen hat. Soll heißen, Ausdauer ist die Eigenschaft, auf die es ankommt.

Also habe ich es gar nicht weiter beachtet, als Mrs. Hatcher in Ohnmacht gefallen ist, denn ich habe sie kommen und gehen sehen, und die Grenze liegt bei ungefähr zwei Monaten, manchmal sind es auch nur zwei Wochen. Vielleicht war sie wirklich traurig darüber, dass Jim tot war, und vielleicht hat sie sich auch bloß so über die siebzehntausend Dollar gefreut, dass sie einfach in Ohnmacht fallen und zwei Fliegen mit einer Klappe schlagen konnte.

Wenn man im Beruf des Bestatters arbeitet, lernt man über das Innere von Menschen alles, was es zu lernen gibt, aber ich möchte nicht, dass Sie es überstürzen und Ärger kriegen. Drüben in der Orange Avenue kenne ich ein paar junge Mädchen, die einen ziemlich intelligenten Eindruck machen, und ich glaube, Sie werden das Gespräch mit ihnen höchst charmant finden. Gehen sie einen Abend mit einer und den nächsten Abend mit einer anderen aus und stellen Sie fest, mit welcher man sich am besten unterhalten kann, denn ich will, dass Sie den Beruf von der Pike auf lernen. Wir haben eine gewisse Konkurrenz, aber nicht viel. Ralph Dekker ist zu trübselig für die durchschnittliche trauernde Familie. Ein Deutscher. Sehr ernst. Die Hälfte der Zeit weint er mehr als die Angehörigen, und das mögen sie nicht. Es ist nicht seine Beerdigung, es ist ihre, dementsprechend hat er nicht viel Kundschaft. Und David Maguire geht die ganze Sache zu fröhlich an. Merken Sie sich, was ich Ihnen sage: nicht zu trübselig, nicht zu fröhlich. Dave reißt bei Beerdigungen lustige Witze. Das funktioniert nicht. Wenn Sie arbeiten gehen, stellen Sie fest, dass es sich nicht bezahlt macht, die Bedrücktheit der Leute auf die leichte Schulter zu nehmen. Das können sie nicht leiden. David Maguire ist wahrscheinlich der schlechteste Bestatter in Amerika, aber das liegt daran, dass er nicht an Gott glaubt. Auch wenn er den Mund nicht aufmacht, merken viele Leute, dass er sich über ihre Bedrücktheit lustig macht.

Ich möchte, dass Sie die glückliche Mitte finden. Überstürzen Sie nichts und erwarten Sie nicht zu viel, denn das werden Sie nur bereuen. Machen Sie sich mit den Särgen und den Preisen vertraut, finden Sie heraus, wann man die Preise erhöhen kann und wann man sie senken muss, und stehen Sie hinter mir, wenn die Kunden kommen.

Die alte Hatcher war schon traurig darüber, dass Jim tot war, das will ich ihr gar nicht absprechen, aber Jim geht arbeiten, stirbt und hinterlässt ihnen diese Versicherungssumme, und was machen die? Sie kommen hier rein, die Mutter, die beiden Mädels und der Junge, und kaufen keinen guten Sarg, sondern einen Neunzig-Dollar-Sarg, bloß weil Jim angeblich ein einfacher Mensch war.

Also müssen Sie wissen, wie Sie mit solchen Leuten umzugehen haben, und dürfen ihnen so was nicht durchgehen lassen. Für einen Toten ist ein Sarg wie der andere, aber es geht ums Prinzip, und wir müssen aus jedem Trauerfall so viel wie möglich herausholen.

Ich will nicht, dass Sie die Vorstellung haben, die Leute sterben wie die Fliegen und halten uns Tag und Nacht auf Trab, denn das passiert nur, wenn irgendeine Epidemie ausbricht, wie zum Beispiel 1922, als es eine Grippeepidemie gab und fast jeder gestorben ist. In dem Jahr habe ich ein

Vermögen gemacht und meinen alten Cadillac gegen einen neuen eingetauscht. Ich bin nach Chicago gefahren und habe in zwei Wochen acht verschiedene Ladys kennengelernt, allesamt gebürtige Amerikanerinnen, obwohl ich auch Ausländerinnen mag, Hauptsache, sie können so viel Englisch, dass sie ja und nein sagen können, nur damit ich mitkriege, was Sache ist. Ich kann es auf den Tod nicht leiden, im Dunkeln zu tappen, so wie vor elf Jahren, im Juni, als ich versucht habe, mit einer französischen Lady, die im Taft Hotel wohnte, Zärtlichkeiten auszutauschen. Ich habe bei ihr kein Bein auf die Erde gekriegt und bin einfach nicht dahintergekommen, wieso. Ich habe in jeder Tonlage mit ihr geredet, die es gibt, und sie hat in aufgeregtem Französisch geantwortet, aber es hat sich einfach nichts getan. Also habe ich es aufgegeben. Später habe ich von einem Pagen, der ein bisschen Französisch konnte, erfahren, dass die Lady unter dem Eindruck stand, ich wäre der Mann, der ihr Englisch beibringen sollte. Ich bin nie dahintergestiegen, wie sie darauf kam, weil ich nämlich über weite Strecken gar nichts gesagt habe.

Jim Hatcher also geht arbeiten und stirbt, und die alte Lady kommt hierher und fällt in Ohnmacht, weil ich ihr den schönsten Sarg des Hauses zeige, aber ich möchte, dass Sie die Leidtragenden verstehen. Ich kenne mich aus, und ich möchte, dass Sie sie wiederbeleben, wenn sie in Ohnmacht fallen, Ihnen weiter unsere Särge zeigen und nicht zu trübselig sind wie Ralph Dekker oder zu fröhlich wie David Maguire. Stehen Sie einfach neben mir, während ich arbeite, hören Sie genau zu und achten Sie auf jede Bewegung, die ich mache, besonders darauf, wie nett ich aussehe, wenn sie anfangen, sich in Erinnerungen an den Toten zu ergehen.

Seien Sie so, wie ich bin, und Sie werden es in diesem Beruf weit bringen, denn vor fünfunddreißig Jahren war ich genauso jung und eifrig wie Sie, und damals waren die Leute sehr viel strenger, was Moral und solche Sachen angeht, und es kam gar nicht so selten vor, dass ein wütender Ehemann einen relativ unschuldigen Kerl erschossen hat und in weniger als zehn Minuten freigesprochen wurde.

Zweitausendvierhundert Dollar und ein paar Zerquetschte für Freundlichkeit

Dieses arme Schwein hatte schlimmeres Pech als jeder andere Glücksspieler der Welt, und das ist wohl auch der Grund, warum er es einfach nicht lassen konnte. Er hasste das Glücksspiel und alles andere, aber er konnte es einfach nicht lassen, weil er es, wie er sagte, mit allem versucht hatte und es so aussah, als wäre das Glücksspiel das Einzige, was ihm blieb. Er sagte, ganz egal, was man versucht, zum Beispiel freundlich sein, es hätte sowieso keinen Sinn, also könnte man genauso gut spielen. Er sagte: »Es gibt keinen einzigen Menschen auf der Welt, der das Spiel austricksen kann.« Er meinte nicht das Glücksspiel, er meinte das Leben. Er hatte nichts übrig für Sonnenschein oder saubere Städte, fürs Angeln oder die Jagd. Er hasste alles. Er hatte einen Rochus auf das Leben, so wie Radikale angeblich einen Rochus auf Reiche haben. Dieser Typ bemitleidete die Reichen. »Erzählen Sie mir bloß nichts über die Reichen«, sagte er. »Die sind schlimmer dran als Sie. Ich sag's Ihnen«, sagte er, »die sind tausendmal schlimmer dran als Sie.«

»Wie kommen Sie denn darauf?«, fragte ich.

»Ich sage Ihnen, wie ich darauf komme«, sagte er. »War ich etwa nicht mal reich? Bin ich etwa nicht 1927 im Güterwaggon nach Butte gefahren, hab mir auf der Straße einen Dollar zusammengebettelt, in drei Tagen zweiunddreißig Dollar daraus gemacht und bin sechs Tage später mit zweitausendvierhundert Dollar und ein paar Zerquetschten nach Frisco abgereist?«

»Und, sind Sie?«, fragte ich.

»Allerdings«, sagte er. »Das können Sie laut sagen. Ich bin erste Klasse gefahren. Habe unterwegs jedem Trinkgeld gegeben. Ich habe im Zug gegessen und reichlich dafür bezahlt. Ich habe kleinen Kindern Fünf-Dollar-Scheine gegeben, bloß weil ich wissen wollte, ob sie sich darüber freuen würden.«

»Und?«, sagte ich.

»Und im Zug war eine alte Lady, die ein Gesicht machte, als wären alle ihre Kinder bei einem Autounfall umgekommen oder vielleicht was noch Schlimmeres, keine Ahnung. Sie sah traurig und arm aus, und ich wollte etwas für sie tun. Ich war reich, verstehen Sie? Zweitausendvierhundert sind ein Haufen Moos. Ich tue was für diese nette alte Lady, habe ich mir gesagt. Ein anständiger Mensch will mit seinem Moos immer was Anständiges tun. Ich erweise jemand eine Freundlichkeit, habe ich mir überlegt.«

»Und dann?«, fragte ich.

»Und dann habe ich angefangen nachzudenken. Das ist eine stolze alte Lady. Sie wissen ja, wie stolz die Armen sind, in der Beziehung sind sie verrückt. Ich habe mir überlegt, ich kann der alten Lady nicht einfach einen Fünfzig-Dollar-Schein geben und ihr sagen, sie soll sich was zu trinken kaufen, so wie ein Mann einem anderen Mann Geld geben kann. Das würde ihr nicht gefallen. Sie würde denken, dass da irgendwas nicht stimmt. Ich habe nie im Leben was geklaut.«

»Was?«

»Ich habe nie einen Dime, einen Laib Brot oder sonst was geklaut. Einmal habe ich in einer Pokerpartie beschissen und bin damit durchgekommen, aber hinterher hatte ich solche Gewissensbisse, dass ich es nie wieder getan habe. Ich habe es nie wieder getan. Das war das mieseste Verbrechen, das ich je begangen habe. Ich wollte dieser armen alten Lady bloß ein bisschen was von meinem Geld abgeben. Ich hatte reichlich Geld dort im Zug. Ich war praktisch am Platzen vor lauter Freundlichkeit.«

»Was haben Sie denn nun getan?«

»Ich konnte ihr nicht einfach fünfzig Piepen geben. Ich habe gewartet, bis sie zur Toilette gegangen ist und ihre Handtasche auf ihrem Platz liegengelassen hat. In unserem Waggon waren noch zwei andere Ladys und vier oder fünf Handelsreisende. Ich habe selbst wie ein Geschäftsmann ausgesehen. Durchaus ehrenwert. Die Ratten haben mich dabei erwischt, wie ich versucht habe, fünfzig Dollar in die Handtasche der alten Lady zu stecken, und sie haben behauptet, ich würde klauen. Ich habe mich noch nie in meinem ganzen Leben so geschämt.«

»Geschämt?«

»Na, sicher habe ich mich geschämt. Es ist überhaupt nicht lustig, beim Klauen erwischt zu werden, wenn man in Wirklichkeit versucht, jemandem eine Freundlichkeit zu erweisen. So ein Pech habe ich schon mein Leben lang.

Die anderen beiden Frauen haben zu kreischen angefangen. Haben Sie das jemals erlebt, dass zwei Kleinstadt-Ladys Sie ankreischen und Sie einen Dieb nennen? Es gibt nichts, was einem derart das Blut gefrieren lässt. Und die alte Lady selbst, die arme alte Lady, der ich helfen wollte, kam von der

Toilette zurück den Gang entlang und hat mich geohrfeigt. Dieses Pech ist typisch für mich.

Die Handelsreisenden sind auf mich losgegangen, und ob Sie's glauben oder nicht, ich habe nicht mal versucht, sie zu verprügeln, obwohl ich es gekonnt hätte. Ich hätte sie alle vier nach Strich und Faden verprügeln können, aber Gott Allmächtiger, war ich nicht eigentlich dabei, jemandem eine Freundlichkeit zu erweisen? Es hatte mir schlicht die Sprache verschlagen, das ist alles.

Sie hätten mich beinahe umgebracht. Ich sage Ihnen, sie hätten mich beinahe totgetreten. Die alte Lady hat mich selbst dann noch getreten, als sie mich schon zu Boden geschlagen hatten. Sie hat gesagt: ›Was für ein Mensch sind Sie bloß, dass sie eine arme alte Frau bestehlen?‹ Ich habe in meinem ganzen Leben noch keinen Dime gestohlen. Das eine Mal, als ich beim Poker beschissen habe, war ich verzweifelt. Ich brauchte diesen Pot so dringend, dass ich einfach bescheißen musste. Ich wollte mich umbringen, falls ich pleiteging. Das war kein Witz. Ich musste bescheißen, denn während wir die Hand gespielt haben, habe ich mich an manche Zeiten erinnert, als es gar nicht so schlecht für mich lief, und dabei habe ich solche Angst gekriegt, nichts mehr zu haben, wenn ich den Pot verliere, dass ich beschissen habe. Ich habe drei Karten verlangt und drei auf der Hand behalten. Ich habe ein As zum Full House ausgebaut und die sechste Karte eingesteckt. Das war eine Karo-Zwei. Ich habe sie immer noch. Siebzig Dollar habe ich mit diesem Pot gewonnen. Damals hätten Sie das Recht gehabt, mich umzubringen. Diesmal nicht. Nicht dafür, dass ich versucht habe, jemandem eine Freundlichkeit zu erweisen.«

»Das ist hart«, sagte ich. »Was ist dann passiert?«

»Was dann passiert ist? Alles. Alles, was Sie sich vorstellen können. Sie hätten mich beinahe umgebracht, aber davon rede ich nicht. Ich rede davon, dass ich auf anständige Weise etwas Anständiges tun wollte und plötzlich als Dieb dastand, als eine Ratte, die eine arme alte Lady bestiehlt. Das haben sie aus mir gemacht, eine Ratte. Reden nützt auch nichts mehr, wenn sich alle sicher sind, dass man ein Dieb ist. Man kann nichts sagen. Wenn man es doch tut, ist man ein Lügner. Es wird einem nicht geglaubt. Kein Mensch auf der Welt glaubt, dass ein Mann einer alten Frau einen Fünfzig-Dollar-Schein in die Handtasche stecken könnte, aber dass einer einen halben Dollar daraus klauen will, das glaubt jeder sofort. So sind sie, die Menschen. Dutzendware. Einer wie der andere.

Zweitausendvierhundert und ein paar Zerquetschte in meiner Tasche, und die Idioten treten mich halb tot, weil ich eine gute Tat begehen will. Als der Schaffner kam, haben sie aufgehört, mich totzutreten. Sie haben mich vom Boden hochgezerrt und mich an den Armen festgehalten. Es waren alles ehrliche Menschen. Sie wollten bloß nicht, dass irgendwer eine arme alte Lady bestiehlt. Ich mache ihnen keinen Vorwurf, wer zum Teufel waren sie schon? Gott im Himmel, dem mache ich einen Vorwurf. Ich werfe dem Schöpfer vor, dass er den Menschen so verpfuscht hat. Ich habe nie im Leben was richtig Mieses getan, außer versehentlich die Gefühle von jemandem verletzt, aber das passiert ständig, jeden Tag, zu jeder Tageszeit. Das passiert zwischen Bruder und Bruder, zwischen Vater und Sohn und zwischen Mann und Frau. So hat uns der große Schöpfer in Seiner Einsamkeit und Verwirrung nun mal geschaffen. In Seiner übertriebenen Besorgnis hat er uns komplett vermurkst. Er hat gedacht, er tut uns einen Gefallen damit, dass er uns die Erde und alles andere gibt.«

»Was haben die gemacht, Sie ins Gefängnis gesteckt?«

»Ins Gefängnis gesteckt? Na klar haben die mich ins Gefängnis gesteckt. Wir waren eine Stunde vor Portland. Ich hasse Gefängnisse. Ich war in vielen, und Gott, wie ich den Geruch hasse! Außerhalb vom Gefängnis sind die Kerle nicht so schlimm, aber drin kommt ihr übelster Geruch zum Vorschein. Ich habe im Knast nie richtig Luft gekriegt. Im Knast kam ich mir immer vor, als würde ich ertrinken. In Memphis war ich im Knast mal so verzweifelt, dass ich versucht habe, mich mit einem Seil aufzuhängen, das ich aus meinen Klamotten gemacht hatte, aber es ist gerissen. Dann habe ich zwei Wochen gebibbert, und als ich aus dem Knast kam, musste ich ins städtische Krankenhaus wegen einer Lungenentzündung.

Zum ersten Mal in meinem Leben war ich reich, und ich hatte zum ersten Mal die Chance, mit Geld etwas Anständiges zu tun, und wir haben nichts anderes, womit wir uns anständig verhalten können. Ich habe dem Schaffner die Wahrheit gesagt. Ich habe der alten Lady gesagt, ich wollte einen Fünfzig-Dollar-Schein in ihre Handtasche stecken, daraufhin sind alle erst recht sauer auf mich geworden. Einer von den Handlungsreisenden hat mir noch eine gelangt. Er hat mich am Hals getroffen. Ich hätte fast einen Atemstillstand gekriegt, aber ich habe ihn trotzdem nicht gehasst. Wie kann man jemanden hassen, der glaubt, das, was er tut, ist richtig und anständig? Es hat mir einfach die Sprache verschlagen. Ich habe über zweihundert Dollar in bar aus der Tasche gezogen und dem Schaffner klarzumachen versucht, dass ich kein Geld brauchte, dass ich es nicht nötig hatte, eine arme alte Lady zu bestehlen, dass ich versucht hätte, ihr ein bisschen Geld zu *geben*, weil ich gesehen hätte, dass sie es brauchen konnte. Die alte Lady hat mich gegen das Schienbein getreten.«

»Also hat man Sie ins Gefängnis gesteckt.«

»Zuerst hat man auf mich geschossen.«

»Auf Sie geschossen? Wer?«

»Einer von den Handlungsreisenden. Ich weiß nicht, wieso er eine Kanone bei sich hatte, aber er hatte eine, und als ich mich von ihnen losgerissen und die arme alte Lady umgerannt hatte, die mich aufzuhalten versuchte, hat er drei Schüsse auf mich abgefeuert. Hat man schon mal auf Sie geschossen?«

»Ja, aber vorbei.«

»Vorbei ist nicht so schlimm. Man kriegt viel mehr Schiss, als wenn man getroffen wird, aber am Ende ist es nicht so schlimm, es kostet nicht annähernd so viel, und es tut überhaupt nicht weh. Ich bin in meinem Leben schon fünfmal beschossen worden, zweimal von meiner ersten Frau. Das war die einzige Frau, die ich jemals wirklich geliebt habe. Sie hatte eine winzig kleine schwarze Pistole, weil sie von einer klugen Frau gelesen hatte, die mit so einer kleinen Kanone auf einen Mann geschossen hat, um ihre Ehre zu verteidigen. Sie fand, es wäre klug, so eine kleine Kanone zu haben. Kein Mensch hat je versucht, ihr die Ehre zu rauben, also hatte sie vermutlich genug vom Warten und hat ein paarmal auf mich geschossen. Winzig kleine Kugeln. Vermutlich könnten einen nicht mal fünf oder sechs davon umbringen, es sei denn, sie treffen einen in den Kopf. Sie hat mich beide Male um über dreißig Zentimeter verfehlt. Ihr hat einfach die Vorstellung gefallen, diese kleine Kanone zur Hand zu haben, damit sie jemand Gewieftem in einer Geschichte ähnelte. Ich hatte nichts dagegen, aber ich habe mir überlegt, sogar der schlechteste Schütze der Welt trifft irgendwann vielleicht mal zufällig das Ziel, deshalb musste ich sie verlassen, obwohl ich sie so sehr geliebt habe.

Kurz vor Portland bremste der Zug ab, und ich machte mich bereit abzuhauen, weil ich keine Lust hatte, in den Knast zu wandern, zumal ich reich war und nach Frisco wollte. In Frisco hatte ich einen Cousin, der gerade versuchte, wieder auf die Beine zu kommen und einen Friseursalon zu eröffnen, und ich wollte ihm helfen. Ich wollte ihm fünfhundert Dollar leihen, damit er wieder anfangen konnte, zu rasieren und Haare zu schneiden, und das ganze gute Geld nicht futsch wäre, falls ich wieder Pech hatte. Sein Vater und mein Vater waren Brüder in Virginia, dort sind wir auch geboren und aufgewachsen, und wir haben einander nie gemocht, aber ich wollte mit dem ganzen Zaster was Anständiges tun, und Tom brauchte das Geld. Frisco mag ich sowieso. Ich wollte einfach nach Frisco und eine Woche oder so im Palace Hotel wohnen, damit ich was hatte, woran ich mich erinnern konnte. Jeder will einmal im Leben reich sein, in einem guten Hotel wohnen und sechs Dollar die Nacht für ein Zimmer bezahlen.

Sie hatten mich ziemlich fest gepackt und erzählten einander immer noch, wie mies es ist, dass ein junger, gutgekleideter Mann versucht, einer armen alten Lady Geld zu stehlen, da hab ich mich plötzlich losgerissen und bin den Gang raufgeprescht, ganz versessen auf die Freiheit und ein anständiges Leben in Frisco. Mein Gott, es war mir wirklich zuwider, die arme alte Lady über den Haufen zu rennen. Das werde ich mir wohl nie verzeihen, aber was sollte ich denn machen? Ich hasse Gefängnisse. Ich laufe nun mal gern frei herum, bereit für alles Gute, das mir vielleicht begegnet. Sie hat sich mitten im Gang aufgepflanzt, die Arme ausgebreitet wie eine Mutter, die ihren umherirrenden Sohn zu Hause willkommen heißt, und ich bin voll gegen sie geknallt. Dann ging das Geballer los. Zwei Schüsse sind sonstwohin gegangen, haben aber niemand anderen getroffen. Wenn sie jemand anderen getroffen hätten, wäre ich wahrscheinlich noch wegen Mordes dran gewesen, so viel Pech, wie ich habe. Sie hätten entschieden, dass es meine Schuld war, weil ich nun mal eben diesen ganzen Ärger gemacht hatte.

Der dritte Schuss hat mich in die linke Schulter getroffen. Man muss in die linke Schulter geschossen werden, um auch nur die leiseste Ahnung zu bekommen, was das für ein Schmerz ist. Er ist ganz anders als jeder andere Schmerz, und zugleich ist er nicht halb so schlimm, wie man sich das vielleicht vorstellt, denn sowie man angeschossen wird, sowie es einem klar wird und man weiß, wo man blutet, denkt man sich, tja, du bist angeschossen worden, und es tut weh, aber irgendwann wirst du wieder gesund und stirbst vielleicht an Altersschwäche, und jetzt kommt es darauf an abzuhauen. Ich habe kein bisschen abgebremst. Ich habe mich nicht umgedreht und mich von denen umbringen lassen, was sie ganz bestimmt getan hätten. Noch nie im Leben war ich so fassungslos, denn den ganzen Ärger hatte ich mir selbst eingebrockt, weil ich was Anständiges tun wollte, bevor mein ganzes Geld futsch war. Eigentlich wollte ich mich umdrehen und diese armen Menschen ansehen, die glaubten, sie täten das Richtige, aber ich wusste, dann würden sie mich umbringen, also bin ich weiter den Gang entlang und raus aus dem Waggon, und mit Waggontüren kenne ich mich aus, also habe ich keine Zeit vergeudet und die vor mir mit meiner unverletzten Schulter aufgestoßen, und dann habe ich einen guten, sicheren Sprung gemacht. Ich weiß, wie man springen muss, damit man nicht dabei draufgeht, aber diesmal habe ich es nicht so gut hingekriegt, und als ich vom Boden aufgestanden bin und versucht hab, so schnell wie möglich zu rennen, habe ich festgestellt, dass mein schnellstes Tempo sehr langsam war und ich außerdem humpelte, weil mein rechtes Bein gebrochen war. In die linke Schulter geschossen, das rechte Bein gebrochen und beschuldigt, eine alte Lady bestohlen zu haben – das nenne ich Pech. In jedem Leben gibt es einen schönen Augenblick. Ich bin davon ausgegangen, dass der verrückte Handlungsreisende aus dem Zug springen und ein Dutzend Mal auf mich schießen würde, und habe mir Sorgen gemacht, an wen das Geld gehen würde, wenn ich tot war. Ich habe meine Überlebenschancen wirklich auf weniger als hundert zu eins geschätzt, aber man weiß ja nie.

Der Handlungsreisende mit der Kanone und alle anderen sind aus dem Zug gestiegen, als er anhielt. Ich bin so schnell wie möglich gehumpelt und habe versucht, irgendwohin zu kommen, wo ich mich verstecken konnte, aber es gab kein Versteck, bloß plattes Land, keine Büsche, keine Bäume, keine Flüsse, keine Häuser, keine Gassen, kein Versteck. Gott Allmächtiger, ging es mir schlecht. Dann kam ich zu dem Schluss, es wäre das Beste, wenn ich auf der Stelle umgebracht würde, dann hätte ich den ganzen Ärger vom Hals. Es kam mir so vor, als wäre das der einfachste Ausweg, zum Teufel mit dem ganzen Geld, zum Teufel mit dem Wunsch, was Anständiges zu tun, zum Teufel mit dem Palace Hotel in Frisco, zum Teufel mit meinem Cousin Tom und zum Teufel mit allen anderen. Aber ich bin kein Feigling.«

»Wie meinen Sie das?«

»Am liebsten hätte ich mich hinfallen lassen, wäre einfach liegen geblieben und hätte mich auf das Schlimmste gefasst gemacht, aber mein Leben lang lässt mich irgendetwas in mir Dinge tun, die ich eigentlich gar nicht tun will, anstatt mich also hinfallen zu lassen, wie ich es eigentlich vorhatte, bin ich weitergehumpelt, so schnell ich konnte, und binnen zwei Minuten hatten sie mich gepackt. Ich habe ziemlich schlimm geblutet, und mit dem gebrochenen Bein zusätzlich zu allem anderen habe ich mich nicht allzu stark gefühlt, aber mein rechter Arm funktionierte noch, und ich war ziemlich sauer, und diese Verrücktheit in mir, die ich nie kapiert habe, die hat dazu geführt, dass ich den Kerl mit der Kanone niedergeschlagen habe. Ich habe ihn so hart unterm Kinn erwischt, dass es ein fürchterliches Geräusch gab und er nicht mehr vom Boden aufgestanden ist. Eigentlich hatte ich gar nichts gegen den armen Idioten, es war nur so, dass mein rechter Arm noch in ganz gutem Zustand war und mir eigentlich nichts anderes übrigblieb, als mich hinfallen zu lassen und zu sterben, aber die einfachste Lösung war nie was für mich, also habe ich ihn unterm Kinn erwischt. Vielleicht hätte er mich vor lauter Nervosität erschossen, wenn ich ihn nicht ausgeknockt hätte. Vielleicht habe ich ja das Richtige getan, ohne es zu wissen.

Sie haben mich in den Zug zurückgebracht, und als wir in Portland waren, haben sie mich schleunigst in eine Notfallklinik eingeliefert, dort sind die beiden Verletzungen behandelt worden, und dann haben sie mich ins Krankenhaus gebracht und mir Tag und Nacht eine Wache neben das Bett gesetzt. Sie haben gesagt, ich hätte ziemlich gute Chancen, durchzukommen, danach käme ich dann vor Gericht. Ich brauchte siebenundzwanzig Tage, bis ich mich wieder soweit berappelt hatte, dass ich vor Gericht erscheinen konnte. Sie haben mich in ungefähr elf verschiedenen Anklagepunkten für schuldig befunden, also haben sie sich vermutlich für jedes angebliche Verbrechen von mir zwei oder drei verschiedene Anklagepunkte ausgedacht, und dann haben sie mich in den Knast von Portland gesteckt. Das hatte ich nun davon, dass ich mit meinem Geld was Anständiges tun wollte. Im Knast von Portland wäre ich beinahe gestorben. Als ich nach Frisco kam, hatte ich noch ungefähr sechshundert Dollar übrig. Sie haben Geld für die ärztliche Behandlung in der Notfallklinik genommen, und sie haben mich kräftig geschröpft. Sie haben Geld für den Krankenhausaufenthalt genommen und für die beiden Wachen, die am Tag und die in der Nacht. Unterm Strich blieben sechshundert Dollar und ein paar Cent. Tja, sechshundert Dollar sind besser als gar nichts, also habe ich mich von Kopf bis Fuß neu eingekleidet und mir ein Zimmer im Palace Hotel genommen. Ich habe mir überlegt, vielleicht einen ganzen Monat lang einfach nur in diesem Zimmer herumzulümmeln und Krimis zu lesen, und was dann passiert ist, weiß ich auch nicht, aber ich bin durch die Stadt spaziert und habe mich plötzlich in einer Spielhölle wiedergefunden, Poker gespielt und mein ganzes

Geld auf ein Paar Zehnen gesetzt, das Spiel war noch keine Stunde alt, und ich setze meine letzten fünfzig Dollar auf ein Paar Zehnen, bloß ein kleiner Bluff. Und der Typ hat mich gezwungen, Farbe zu bekennen. Er hatte vier Sechsen. Ich bin aufgestanden, habe gelacht und bin rausmarschiert. Ich bin ins Palace Hotel zurückgegangen und habe den Krimi weitergelesen, den ich irgendwo auf Seite zwei unterbrochen hatte. Ich habe das ganze Heft von der ersten bis zur letzten Seite gelesen, und dann habe ich Hunger gekriegt.

Ich bin aus dem Hotel rausmarschiert und nicht mehr zurückgekehrt, und ich bin nicht dazu gekommen, mit dem ganzen schönen Geld auch nur ein einziges Mal was Anständiges zu tun, denn als ich versucht habe, der armen alten Lady den Fünfzig-Dollar-Schein in die Handtasche zu stecken, hieß es, ich wäre ein Dieb, und damit hat der Ärger angefangen, und seither hat er nicht mehr aufgehört.«

Ein Vorfall im Izzy's

Wir hingen im Izzy's herum, tranken Bier und Grappa Fizz, aßen Fritten und unterhielten uns über dieses und jenes, als ein großer Kerl, den keiner von uns je zuvor gesehen hatte, die Treppe heraufkam. Er sah aus wie ein Hafenarbeiter, er brauchte eine Rasur, einen Haarschnitt, einen Anzug, einmal Schuheputzen, ein Bad und ungefähr achtundsechzig Stunden Schlaf. Er sah stinksauer aus, und der Einzige im Izzy's, der so wenig Verstand hatte, zu ihm hinzugehen und ihn anzusprechen, war Joe der Kellner, und Joe, der mit so einem hübschen Akzent spricht, ging zu ihm hin und sagte: »Regnet draußen, oder doch?«

»Oder doch?«, sagte der Kerl. »Was soll dieses Gequatsche?«

Joe ist ungefähr so groß wie ein zehnjähriges Kind, aber knallhart und, wenn er sich von seiner schlechtesten Seite zeigt, ein ganz übler Bursche, die Sorte, die einem großen Kerl mit einer Flasche eins überziehen und ihm dann, wenn er am Boden liegt, ins Gesicht treten würde, eben weil er so klein und untergewichtig ist, aber diesmal wurde Joe nicht sauer, sondern brach in Gelächter aus und sagte: »Wie sagt man denn dann? Ich spreche nicht sehr gut, Sie nicht?«

»Sie sprechen nicht sehr gut, Sie nicht?«, sagte dieser große Kerl. »Was zum Teufel quatschen Sie denn da?«

Der große Kerl trank Whisky. Er trank einen, dann goss ihm Izzy noch einen ein, den er trank, und dann goss ihm Izzy noch einen ein, den dieser große Kerl ebenfalls hinunterkippte. Izzy machte den Mund nicht auf, weil Izzy ein Philosoph ist. Izzy schaut und spricht nicht. Er wartet bloß und füllt die Gläser.

»Das ist Joe der Kellner«, sagte Izzy zu dem großen Kerl. Izzy ging wohl davon aus, dass es an der Zeit war, ein, zwei Worte zu sagen. »Mein Kellner«, sagte Izzy.

»Tja«, sagte der Große. »Sehr erfreut, Ihren Kellner kennenzulernen.«

Er gab Joe die Hand, dann gab er Izzy die Hand, und Izzy sagte: »Ich bin Izzy, ich betreibe den Laden hier.«

»Ich kenne Sie«, sagte der Große. »Ich heiße Grogan.«

Mehr sagte er nicht. Na ja, jeder Ire könnte behaupten, dass er Grogan heißt, also achtete keiner groß darauf, wie der Kerl hieß. Keiner sagte: »Zu welchen Grogans gehören Sie? Zu denen aus Irland oder zu den reichen?« Das wäre ein bescheidener Witz gewesen, kein Wunder also, dass ihn keiner gemacht hat.

Grogan hieß er, und Grogan trank Whisky an der Bar, stand einfach da und trank Whisky, ein Glas nach dem anderen, eingeschenkt von Izzy, der nichts sagte. Draußen regnete es nicht, Grogan sagte zu Joe, dass es nicht regnete, also sagte Joe: »Schöner Tag draußen, Sie auch?«

So redete Joe nun mal, er konnte nichts dafür, es war die einzige Art von Amerikanisch, mit der er klarkam, und gedacht waren die Fragen am Ende jeder direkten Aussage als Höflichkeit, einfach als hundsnormale europäische Höflichkeit ohne böse Absicht, aber Grogan dachte, Joe nähme ihn auf den Arm, und sagte: »Schöner Tag draußen, Sie auch? Verflucht noch mal, es ist nach Mitternacht, wie kann es dann draußen ein schöner Tag sein, und ich auch was?«

»Ich meine«, sagte Joe, »Sie nicht, ach nein?«

»Machen Sie, dass Sie wegkommen«, sagte Grogan. »Sie sprechen Englisch, wie ich mit einer Frau ins Bett gehe«, nur dass er dieses eine Wort verwendete.

Also entfernte sich Joe. Grogan trank sich einen an, dann begann er, Manuel dem Gitarrenspieler zu erzählen, was los war. Zuerst erzählte er ihm von seiner Frau, dann erzählte er ihm von dieser anderen Frau. Den Namen dieser anderen Frau wollte er Manuel nicht sagen, aber er gab ihm einen halben Dollar, damit er *Song of Songs* spielte.

Also fing Manuel an, *Song of Songs* zu singen. *»Do you recall that night in June when first we met?«,* sang er, und Grogan sah plötzlich ganz elend aus. *»Have you forgotten all the vows we made?«* Und so weiter. Als Manuel den Song zum zweiten Mal sang, weinte Grogan, so ein Riesenkerl, der heulte wie ein Jüngelchen, das Krach mit seiner Freundin gehabt hat. Nur fand keiner von uns, dass Grogan sich albern aufführte. Für uns sah es so aus, als ob er sehr hübsch eine kleine tragische Rolle spielte.

Fat Hutton von der *Daily News* ging zu Grogan hinüber, erheblich betrunkener als er, gab ihm die Hand und sagte, er wisse genau, wie das sei, seine Frau habe sich erst vor einem Jahr von ihm scheiden lassen und dann einen Kerl geheiratet, der zehnmal so viel saufe wie er selbst.

»Ich bin kein Säufer«, sagte Grogan. »Ich schlage nur die Zeit tot.«

»Ich bin bei der *Daily News*«, sagte Fat. »Hutton heiße

ich.« – »Ich heiße Grogan«, sagte Grogan. »Ich bin Architekt.«

Zwei, drei von uns setzten sich auf und gähnten. Hafenarbeiter. Architekt? Nicht dass Architekt was Besonderes wäre, aber Grogan sah aus wie ein Tagelöhner.

»Ich schreibe eine tägliche Kolumne«, sagte Fat. »Was für Gebäude haben Sie denn gebaut?«

»Das Tropical Oil Building«, sagte Grogan. »Und noch zwei Dutzend andere.«

»Tropical Oil«, sagte Fat. »In dem Gebäude war ich schon zigmal.« Er gab Grogan die Hand.

Dann passierte ganz rasch eins nach dem anderen. Eine sehr schöne Lady kam die Treppe herauf in den großen Raum, und als Grogan sie sah, verzog er sich auf die Toilette. Diese Lady war fast so groß wie Grogan, aber nicht mager. Sie war sehr elegant, und das ist das einzige Wort dafür. Rassig. Groß. Große Schultern, ein großes Gesicht, alles wohlproportioniert, eine große, starke Frau. Sie ging an die Bar und bestellte ein Bier, nur trank sie es nicht. Sie nahm einen einzigen kleinen Schluck, stand dann einfach an der Bar und wartete darauf, dass Grogan vom Klo zurückkam. Sie hatte gesehen, wie er verschwand, und es wirkte, als wäre sie seine Frau und wollte ihn nach Hause bringen.

Sie stand noch keine zwei Minuten an der Bar, als plötzlich diese zweite Frau die Treppe herauf in den Raum kam. Sie sah die große Lady an der Bar, verzog sich in eine der Nischen und klingelte nach dem Kellner. Joe kam aus der Küche, ging zu der Nische, in der diese zweite Frau saß und sagte: »Was darf es sein, oder nicht?«

Sie bestellte Wein, und Joe brachte ihr ein Glas von dem

Dunkelroten. Sie gab ihm ein ordentliches Trinkgeld und bat ihn, ihr Bescheid zu sagen, wenn die andere Frau gegangen wäre.

Schließlich kam Grogan vom Klo und versuchte sich unbemerkt zu verdrücken, aber die große Lady an der Bar hatte ihn schon gesehen.

»Thomas«, rief sie.

Grogan blieb stehen und drehte sich um. Er machte ein Gesicht, das einen kleinen Bienenstock umbringen würde, so fies war es.

»Hör auf, mich zu veräppeln«, sagte er. »Hör auf, mir Ärger zu machen.«

Und dann ging er weiter, doch als er zu der Nische kam, in der die zweite Frau saß, sprang diese auf und packte ihn am Arm. Er tat nichts weiter, als ihr einen Schlag ins Gesicht zu versetzen, mehr nicht. Sie ging zu Boden und heulte wie eine Katze, der man auf den Schwanz getreten ist.

Grogan stampfte die Treppe hinunter, und das war das Letzte, was wir je von ihm sahen. Die zweite Frau stand auf und rannte zur Bar, wo die große Lady eigentlich ihr Bier hätte trinken müssen. Sie kippte der großen Lady das Bier übers Kleid, und dann fingen die beiden an, einander zu ohrfeigen und die Kleider vom Leib zu reißen, und wir alle saßen einfach nur auf unseren Plätzen und sahen uns die Show an.

Die zweite Frau war die erste, die ging. Sie bekam am meisten ab, und sie hatte es eilig. Danach beruhigte sich alles. Nach ein, zwei Minuten ging auch die große Lady. Joe kam zu dem Tisch herüber, an dem wir saßen, und sagte: »Wenn ich noch zwei Drinks gehabt wäre, stoppe ich diesen Kampf, oder doch? Schade, wenn Ladys den Tag verderben.«

»Bring uns noch Fritten«, sagten wir. »Wenn du noch zwei Drinks gehabt wärst, hättest du jemand mit einer Flasche den Schädel eingeschlagen.«

Izzy wischte den Tresen ab und sah genauso aus wie immer. »Sie kommen und sie gehen«, sagte er zu sich. »Bisschen Ärger hier, bisschen Ärger da, sie kommen rein, und sie gehen raus.« Fat Hudson fing an, mit niemand Besonderem zu diskutieren. »Das Problem mit den Leuten ist, dass sie überhaupt existieren und nichts damit anfangen können, das ist das ganze Problem, Izzy. Ich sage dir, wenn alle tot wären, dann wäre diese verrückte Welt ein viel besserer Ort für Gottes unschuldige Tiere, ganz ehrlich, Izzy.«

Unsere kleinen braunen Brüder, die Filipinos

»Ich nehme nicht an, dass du schon mal einen zweieinhalb Zentner schweren Filipino gesehen hast. Gibt nicht sehr viele in dieser Größe, aber wenn, mein Lieber, dann heißt es aufpassen. Das ist so schlimm wie ein Erdbeben oder ein Hurrikan. Ich war wohl so ziemlich der beste Freund, den Ramon Internationale auf der Welt hatte, aber glaubst du, ich hätte je gewusst, was dieser verrückte Hund gerade ausheckt, besonders in einem Ringkampf? Nie habe ich was gewusst. Ich saß in dem kleinen Büro in der Columbus Avenue und habe mir ständig Sorgen um ihn gemacht. Er wollte einfach nicht verlieren. Er war der größte und härteste und wildeste Gorilla, der jemals aus dem Dschungel in die zivilisierte Welt kam. Der einzige Unterschied zwischen ihm und irgendeinem dummen Vieh in einem Käfig war, dass er reden konnte, und Mann, wie er reden konnte. Perfektes Englisch. Du hast keine Ahnung, hat er immer gesagt; du hast keine blasse Ahnung.«

»Ramon Internationale?«, sagte ich. »Nie von ihm gehört.«

»Nie von ihm gehört?«, sagte er. »Schon mal von Jimmy Londos gehört, von Strangler Lewis? Schon mal von Dempsey gehört? Tja, dieses Baby war eine Mischung aus allen dreien, ein einziges Kraftpaket. Von Firpo ganz zu schweigen. Wo zum Teufel warst du vor zwei Jahren?«

»Na, hier in Frisco«, sagte ich.

»Genau wie Internationale«, sagte er. »Was hast du gemacht, dich versteckt? Hast du keine Zeitungen gelesen? Kannst du dich nicht erinnern, dass du sein Bild auf der Titelseite sämtlicher Zeitungen gesehen hast, einen Tag, nachdem er es mit sechs Polizisten, einem Ringrichter, zwei Zeitnehmern, drei Reportern und mir aufgenommen hat?«

»Nein«, sagte ich, »ich kann mich nicht erinnern. Wer hat den Kampf gewonnen?«

»Wer den Kampf gewonnen hat? Na, wer schon? Internationale hat den Kampf gewonnen. Die Bänder in meinem linken Bein waren noch drei Wochen nach dem ganzen Ärger verknotet. Das hat ihn tief bekümmert. Er hat behauptet, er hätte nicht mitgekriegt, dass ich es war. Angeblich hat er geglaubt, es wäre irgendein Feind seines Volkes. Er hat geglaubt, dass in Frisco jeder sein Volk hasst. ›Tom‹, hat er gesagt, ›warum hast du dich nicht aus dem Ärger rausgehalten? Wer hat dir gesagt, du sollst dich einmischen, als ich so wütend wurde?‹ Ich habe ihm gesagt, ich hätte es tun müssen, damit er nicht in den Knast kam.«

»Warum?«, fragte ich.

»Ich war sein Manager, darum. Ich konnte nicht zulassen, dass er all diese Bürger in die Mangel nimmt, ich musste wenigstens versuchen, ihn zu beruhigen. Das Publikum fand, es war der beste Ringkampf in der Geschichte des Sports. Das war das Einzige, was verhindert hat, dass er in den Knast kam. Das Publikum war total begeistert, weil er alle aus dem Ring geworfen und sich dann einfach nicht mehr von dort weggerührt hat. Er stand mitten im Ring und hat sich nicht von dort weggerührt. Es war, als würde irgendein verrückter

Riese die ganze Welt herausfordern, und das kommt bei Leuten, die zu Ringkämpfen gehen, immer hervorragend an.«

»Was hat denn den ganzen Ärger überhaupt ausgelöst?«, fragte ich.

»*Was?*«, sagte er. »Du meinst nicht, was. Du meinst, *wer.* Es war kein *Was.* Es war Internationale. Er sollte einen Kampf gegen Wasili Iwanowitsch, den russischen Steinbrecher, verlieren, damit Wasili nicht als Niete dastand. Wasili sah nach einem richtig harten Burschen aus, aber Internationale konnte ihn jederzeit in drei Minuten auf die Matte schicken. Ich hatte mich mit Wasilis Manager geeinigt, dass Internationale den Kampf abschenken sollte, aber damals wusste ich noch nicht sehr viel von Internationale. Die Vorstellung, gegen Wasili zu verlieren, hat ihm nicht geschmeckt. Die Vorstellung, überhaupt gegen irgendwen zu verlieren, hat ihm nicht geschmeckt. So was konnte er nicht verstehen. Ich hatte fünf Kämpfe für ihn klargemacht, und er hatte jeden mit Leichtigkeit gewonnen, weil sie nicht abgesprochen waren. Wasili war sein erster großer Kampf, also war er natürlich abgesprochen. Tja, vor dem Kampf hat er vier Tage am Stück im Büro Trübsal geblasen. ›Tom‹, hat er gesagt, ›ich will nicht gegen diesen Russen ringen, wenn ich gegen ihn verlieren soll. Ich kann den Kerl in drei Minuten auf die Matte schicken.‹ Das wusste ich. Das brauchte er mir nicht zu sagen, aber der Sport hat Regeln, und wenn man nicht verhungern will, dann muss man sich an die Regeln halten. Internationale konnte jeden Mann auf der Welt in drei Minuten auf die Matte schicken, aber damit ist kein Geschäft zu machen. Es muss Konkurrenz geben. Dem Publikum gefällt es besser, wenn ein starker Mann verliert. Vier Tage am Stück habe ich auf ihn eingeredet, und dann wusste ich immer noch nicht mit Sicherheit, was er tun würde. Vermutlich hat er es selber nicht gewusst, vermutlich wollte er warten, bis er mit dem russischen Steinbrecher im Ring stand, bevor er sich entschied. Nach elf Minuten sollte er sich zum ersten Mal von Wasili auf die Matte schicken lassen, und nach weiteren sieben zum zweiten Mal. Tja, zum ersten Mal auf die Matte schicken lassen hat er sich nach siebenundfünfzig Minuten. In diesen siebenundfünfzig Minuten hat er den armen Russen fast umgebracht. Dann hat er sich mitten im Ring hingelegt, platt auf den Rücken, und Wasili hat sich auf ihn draufgelegt und den harten Burschen gemimt. Das war das erste Mal, dass einer zu Boden ging. Der Kampf ging über zwei von drei.

Tja, als sie dann wieder anfingen, wurde Wasili ein bisschen leichtsinnig mit seinem Gesichtsausdruck, weil er glaubte, er würde sowieso gewinnen, und das machte Internationale sauer, und er schickte den Russen in sieben Minuten auf die Matte. Ich bekam eine Heidenangst, und als ich zu Internationale in die Umkleide ging, wusste ich, alles war vorbei.

Er rauchte eine Zigarre. ›Tom‹, sagte er, ›du hast keine Ahnung; du hast keine blasse Ahnung.‹

›Was ist denn los?‹, fragte ich.

›Dieser russische Idiot hält sich für einen harten Burschen‹, sagte er. ›Er glaubt, er kann sich mit mir amüsieren.‹

›Nein‹, sagte ich. ›Du irrst dich, Ramon. Er weiß, dass du ihn in drei Minuten auf die Matte schicken kannst.‹

›Du hast keine Ahnung‹, sagte er. ›Du hast keine Ahnung, wie es mir im Ring geht. Es ist nicht so wie hier draußen, wenn wir reden. Wenn er anfängt sich einzubilden, er ist besser als ich, dann muss ich ihm zeigen, dass er falschliegt. Ich muss ihn plattmachen.‹

›Hör auf damit, Internationale‹, sagte ich. ›Verlier diesen Kampf, damit wir einen Rückkampf für mehr Geld kriegen.‹

›Ich will nicht mehr Geld‹, sagte er.

›Hör zu, Internationale‹, sagte ich. ›Wer hat dich unten in Salinas von den Erbsenfeldern geholt, dich nach Frisco gebracht und einen großen Ringer aus dir gemacht? Das war ich, oder? Tja, dann musst du aber auch mitziehen. Du musst mir diesen kleinen Gefallen tun. Du musst diesen Kampf gegen Wasili Iwanowitsch verlieren, denn wenn du gewinnst, dann sind wir beide in diesem Geschäft so ziemlich erledigt. Kein Manager im ganzen Land wird noch einen Kampf gegen uns vereinbaren.‹

›Wieso?‹, sagte er. ›Ich kann jeden von ihren Kämpfern auf die Matte schicken. Wieso muss ich mich für sie hinlegen?‹

›So läuft das Spiel nun mal‹, sagte ich, ›und wir müssen uns an die Regeln halten.‹

Dann wurde es Zeit, wieder in den Ring zu steigen. Das Publikum schrie nach mehr, besonders all die kleinen Filipinos, von denen kein einziger mehr als fünfzig Kilo wog, und alle waren sie in Lila, Rot und Grün gekleidet, und jeder einzelne rauchte eine lange Panatela-Zigarre. Es müssen an die Tausend da gewesen sein, aber es sah eher nach einer Million aus. Jeder Einzelne hatte auf Internationale als Sieger gewettet, und ich, Wasilis Manager, ein paar Cops, der Ringrichter, die Zeitnehmer und die drei Zeitungsleute hatten darauf gewettet, dass er verlor.

Als Erstes hat sich Internationale darauf verlegt, Wasili aus dem Ring zu werfen, und Wasili hat sich immerzu seine blauen Flecken gerieben, gestöhnt und in sämtliche Gesichter um ihn herum geschaut, um dahinterzukommen, warum alles schieflief. Internationale hat ihn dreimal aus dem Ring geworfen, und dann hat sich Diamond Gates, der Ringrichter, gedacht, er macht dem ganzen Unsinn ein Ende. Wasili hat ein bisschen rumgemacht, und Internationale ist auf den Rücken gefallen. Er stand wieder auf, packte Wasili mit einer Hand an Nase, Augen, Ohren und Haaren und mit der anderen an beiden Füßen und war drauf und dran, ihn noch mal aus dem Ring zu werfen, da klopfte Diamond Gates Wasili auf den Rücken und erklärte ihn zum Sieger. Das war natürlich das einzig Richtige, aber es war ein Fehler. Internationale warf Wasili aus dem Ring, dann warf er Diamond Gates raus, dann sprangen die drei Reporter, die ein bisschen was getrunken hatten, in den Ring, und Internationale warf sie raus, dann sprangen die Cops rein, und diejenigen, die er nicht rauswerfen konnte, schlug er k.o., und dann sprang ich rein. Keine zehn Sekunden später saß ich auf Harry Whites Schoß, ziemlich weit hinten in der zehnten Reihe. Als ich wieder einen klaren Kopf hatte, stand Internationale allein mitten im Ring und forderte die ganze Welt heraus. Das Publikum war total begeistert.

Hast du davon nichts in der Zeitung gelesen?«, fragte er.

»Nein«, sagte ich. »Ist mir wohl entgangen. Aber was ist dann passiert? Wie ist es ausgegangen?«

»Na ja«, sagte er, »Internationale hat Wasili immerzu aufgefordert, wie ein Mann in den Ring zurückzukommen und den Kampf zu Ende zu bringen, aber Wasili dachte nicht daran. Dann forderte Internationale die Cops auf, zurückzukommen, und die Zeitnehmer und die Reporter, aber keiner wollte zurückkommen, und dann hielt er eine Rede. Mannomann, das war die verrückteste Rede, die ich je gehört habe. Alle im Dreamland johlten, lachten und pfiffen, aber jeder hörte, was Internationale in seiner kleinen Rede sagte. Im Publikum waren zwei Frauen, und Internationale sagte: ›Meine Damen und Herren, Sie haben keine Ahnung; Sie haben keine blasse Ahnung. Der Ringrichter sagt, ich hätte diesen Kampf verloren, aber Sie haben keine Ahnung. Ich bin der Sieger. Ich fordere Wasili Iwanowitsch, den russischen Steinbrecher, auf, in den Ring zurückzukommen, und ich fordere jeden anderen im Publikum auf, in den Ring zu kommen, und ich werde diesen Ring erst verlassen, wenn der Ringrichter mich zum Sieger erklärt hat.‹

Das Publikum jubelte lauter denn je, weil Internationale ja tatsächlich der Sieger war.

Aus sicherer Entfernung rief Diamond Gates: ›Der Sieger dieses Kampfes ist Wasili Iwanowitsch. Der Kampf ist vorbei. Gehen Sie bitte alle nach Hause.‹«

Tja, kein Mensch stand auf und verließ das Gebäude, keine einzige Menschenseele. Dann ordnete irgendwer an, die Lichter auszuschalten. Das war ein verrückter Fehler. Die kleinen Filipinos dachten, das wäre ein abgekartetes Spiel, und fingen an, Leuten mit Limoflaschen auf den Kopf zu hauen, und als die Lichter wieder angingen, war jeder im Publikum dabei, irgendwen zu verdreschen, auch die beiden Ladys. Und Internationale stand immer noch allein mitten im Ring.

Er rührte sich nicht vom Fleck. Ungefähr zweihundert Polizisten kamen, mit abgesägten Schrotflinten, Tränengasgranaten, Knüppeln und Pferden. Die berittenen Cops ritten auf ihren Pferden geradewegs ins Dreamland, weil sie Angst hatten abzusitzen. Sie befahlen allen, das Gebäude zu verlassen, und nach ungefähr einer halben Stunde war das Gebäude leer bis auf zweihundert Cops, davon fünfzig zu Pferde, die drei Reporter, Diamond Gates, Wasili Iwanowitsch, seinen Manager Pat Connor, die beiden Zeitnehmer und mich. Die Cops richteten Schrotflinten auf Internationale und sagten, er solle den Ring verlassen, oder sie würden auf ihn schießen. Ich hatte eine Heidenangst. Ich wusste, die Cops würden in Wirklichkeit nicht schießen, aber ich hatte Angst, dass einer von ihnen vielleicht nervös wurde und ihn versehentlich umbrachte. Ich wollte nicht, dass irgendwer Ramon Internationale was tat, weil ich wusste, er war im Recht. Also bin ich zum Ring gerannt und habe ihn angefleht, herauszukommen. Er sagte, er würde den Ring erst verlassen, wenn er zum Sieger erklärt werde oder wenigstens Wasili zurückkomme und den Kampf fortsetze. Wasili kam aus der Dusche, hatte schon seine Straßenkleidung an und rauchte eine Zigarre.

Es war die übelste Geschichte, die ich je erlebt habe. Nach und nach kamen die kleinen Filipinos wieder in die Halle zurück, um das Ende des Kampfes mitzuerleben, und die berittenen Cops wendeten ihre Pferde und trieben sie raus, und fünf Minuten später kamen sie wieder rein, weil sie unbedingt das Endergebnis des Kampfes wissen wollten. Ihr Landsmann Ramon Internationale stand immer noch mitten im Ring und war am Leben, und sie wollten wissen, wie der Kampf ausgeht. Ungefähr fünfzig schlichen sich auf die Galerie, wo die berittenen Cops nicht hinkonnten, und schlossen die Türen ab, damit die anderen Cops nicht an sie rankamen. So was Verrücktes habe ich noch nie gesehen. Dann fingen sie an, Internationale anzufeuern. Die Cops richteten abgesägte Schrotflinten auf sie und drohten damit, sie niederzumähen, aber diese fünfzig kleinen Filipinos rührten sich nicht von der Stelle. Sie waren genauso stur wie ihr Held Internationale. Und dann schoss jemand in die Decke, und einer von den kleinen Filipinos fiel in Ohnmacht. Das machte die anderen neunundvierzig Filipinos so sauer, dass sie anfingen, die Cops mit Limoflaschen zu bewerfen. Ein paar Pferde kriegten Angst und gingen durch, fielen über Sitze und schrien vor Schmerzen. Aber Internationale rührte sich nicht vom Fleck.

Ich war kurz vorm Heulen und flehte ihn an, den Ring zu verlassen. ›Du hast keine Ahnung‹, schrie er mich an; ›du hast keine blasse Ahnung.‹

Draußen eilten Menschen aus ganz San Francisco per Auto, Straßenbahn und zu Fuß zum Dreamland, und wir wussten es zwar nicht, aber auf der Straße waren über dreitausend Menschen zusammengelaufen, und mit jeder Minute wurden es mehr. Die Leute sehen es einfach gern, wenn jemand, besonders jemand mit dunkler Haut, die ganze Welt herausfordert, und in neun von zehn Fällen sind sie für ihn. Diese Menschenmenge jedenfalls war auf Internationales Seite. Die meisten hatten den Kampf nicht gesehen, aber nach dem, was sie von Leuten, die den Kampf gesehen hatten, erfuhren, waren sie sicher, dass Internationale der Sieger war. Sie spekulierten darüber, wie lange er sich wohl gegen die Cops behaupten konnte, und sie fragten sich, wie die Polizei ihn schließlich aus dem Ring bekommen würde. Sie glaubten, er würde sterben, bevor er herauskäme, außer sie erklärten ihn zum Sieger. Auch Leute, die vorher noch nie von Internationale gehört hatten. Sie wussten einfach, er würde dort mitten im Ring stehen bleiben und sich von ihnen umbringen lassen, denn genau das würden sie selbst auch tun, wenn sie so groß wären wie er und so verrückt. Nur dass er Filipino war, das ließ ihnen keine Ruhe. Sie kapierten nicht, wie ein Filipino auf zweieinhalb Zentner zunehmen konnte, aber dass es so war, freute alle. Du weißt ja, wie froh alle Welt über die erfolgreiche Geburt der Fünflinge war.

Um Mitternacht mussten sie den Polizeichef aus dem Bett holen und ihn fragen, was sie tun sollten, und Mannomann, war der sauer! Sie brauchten über zwanzig Minuten, um ihm zu erklären, was eigentlich los war und was dazu geführt hatte, und dann war es ihm immer noch nicht ganz klar. Schließlich stand er aus dem Bett auf und kam zum Dreamland, in einem roten Auto, das mit hundert Sachen und einem halben Dutzend Motorradcops vorneweg und einem halben Dutzend hintendran durch dichten Verkehr brauste. Ich weiß noch, wie verblüfft er war, als er in den Saal kam und all die berittenen Cops die Gänge zwischen den Sitzen rauf- und runterreiten sah und Internationale mitten im Ring und die fünfzig kleinen Filipinos auf der Galerie, die mit Limoflaschen warfen. Eine von den Flaschen zersprang direkt neben ihm auf dem Betonboden, und da drehte er sich um und sah die kleinen Filipinos da oben. Er hatte eine Heidenangst.

›Was zum Teufel machen all die gutgekleideten Filipinos da oben?‹, fragte er.

›Ha, ha‹, sagte der Reporter von der *News*. ›Die haben sich eingeschlossen, und sie schmeißen mit Limoflaschen. Bin gespannt, wie Sie die da runterkriegen wollen. Nur zu, Sie sind der Polizeichef. Holen Sie sie da runter. Bin übrigens auch gespannt, wie Sie Internationale aus dem Ring kriegen wollen.

Sie sind ein tapferer Mann. Gehen Sie rein und schmeißen Sie ihn raus.‹

Der Polizeichef sah sich Internationale genauer an und beschloss, die Sache auszudiskutieren. Er sagte, sie würden Internationale nicht ins Gefängnis stecken, wenn er den Ring friedlich verließe und nach Hause ginge, aber wenn er sich weigerte, würden sie Tränengas einsetzen, und er käme für zehn Jahre hinter Gitter. Internationale sagte: ›Sie haben keine Ahnung; Sie haben keine blasse Ahnung‹, und einer der kleinen Filipinos auf der Galerie schmiss eine Limoflasche, die ein Pferd traf, und das Pferd sprang von der sechsten Reihe aus in den Ring. Der Cop auf dem Pferd machte einen Riesensatz, weil Internationale auf ihn zukam und landete in der vierten Reihe. Das Pferd allerdings war so geschockt, dass es sich nicht rührte, und Internationale stieg in den Sattel. Es war das verrückteste Ding in der Geschichte des Ringens. Ich hatte Angst, er würde auch das Pferd aus dem Ring werfen, aber für so einen schmutzigen Trick hatte Internationale ein viel zu gutes Herz. Dumme Tiere hatten es ihm angetan.

Ab und zu konnten wir die Menge draußen buhen hören, und wir wussten, warum, aber der Polizeichef hatte keine Ahnung. ›Warum zum Teufel buhen die Leute denn?‹, fragte er.

Kein Cop wollte es ihm sagen, also sagte es ihm der Reporter von der *News.* ›Ha, ha‹, sagte er, ›die buhen Sie und die Cops aus. Jeder Mann, jede Frau und jedes Kind da draußen ist zu hundert Prozent für Internationale.‹

Da kam der Polizeichef zu mir rüber. Er war restlos bedient.

›Sind Sie sein Manager?‹, fragte er, und ich nickte.

›Na schön‹, sagte er. ›Holen Sie ihn da raus.‹

Also flehte ich Internationale noch mal an, aus dem Ring

rauszukommen. Tja, diesmal wieherte mich dieses durchgedrehte, verängstigte Pferd an. Ich wäre fast umgekippt. Das Pferd hatte wohl auch keine Lust, aus dem Ring rauszukommen. Internationale sagte das Gleiche wie vorher. ›Du hast keine Ahnung‹, fing er an, und ich sagte: ›Ich weiß, ich weiß, du musst es mir nicht noch mal sagen. Ich habe keine Ahnung. Aber mach um Himmels willen, dass du aus dem Ring rauskommst, Ramon.‹

Er rührte sich nicht vom Fleck.

Also hielten der Polizeichef, Wasili Iwanowitsch, Wasilis Manager, der Ringrichter, die Zeitnehmer, die Reporter und zwei Dutzend Cops eine kleine Besprechung ab. Sie beschlossen, Wasili in den Ring zurückzuschicken, damit er den Kampf zu Ende brachte, aber er wollte nichts davon hören. Er stampfte mit den Füßen auf wie ein kleines Kind und zeigte auf das Pferd, aber das war bloß eine Ausrede. Er hatte einen Heidenschiss. Er sagte, er sei zum Sieger erklärt worden und das reiche. Dann setzte sich der Polizeichef hin und fing an zu stöhnen. Er würde sich blamieren. Die ganze Stadt würde über ihn lachen.

Er sprang mit wütendem Gesicht auf. ›Räuchert ihn mit Tränengas aus‹, sagte er. Er schaute hinauf zu den fünfzig kleinen Filipinos auf der Galerie. ›Räuchert sie alle aus‹, sagte er. ›Unsere kleinen braunen Brüder, die Filipinos‹, sagte er. ›Räuchert sie alle aus.‹

›Und was ist mit dem Pferd?‹, fragte jemand.

›Das Pferd auch‹, sagte der Polizeichef.

Dann hörte er die Menschenmenge draußen buhen und überlegte es sich anders.

›Moment mal‹, sagte er. ›Es wird doch wohl fünfzig kräftige

Männer unter euch geben, die bereit sind, in den Ring da zu steigen und ihn festzunehmen?‹

Es gab keinen einzigen, geschweige denn fünfzig.

Der Polizeichef war bedient. Er rief den Bürgermeister an, und der Bürgermeister machte ihn fünf Minuten lang zur Schnecke. Dann sagte er ihm, er solle den Filipino-Ringer auf dem Pferd im Ring und die fünfzig kleinen Filipinos auf der Galerie lassen und die Straßen räumen; die Filipinos sollten in der Halle bleiben, bis sie müde wurden oder Hunger kriegten und nach Hause gingen. Der Polizeichef fand das eine hervorragende Idee, bis er feststellte, dass die Leute auf der Straße nicht weggehen wollten, dass immer mehr in die Halle drängten, sich hinsetzten und johlten, mindestens fünftausend. Es war eine klare Nacht im August, alle amüsierten sich prächtig.

Der Polizeichef geriet in Panik. Das war schlimmer als ein Streik. Es war zehnmal schlimmer.

Wieder rief er den Bürgermeister an, und sie redeten lange miteinander. Dann sagte er Diamond Gates, er solle in den Ring gehen und Internationale zum Sieger erklären.

›Das kann ich nicht machen‹, sagte Diamond Gates, und der Polizeichef sagte: ›Und ob Sie das können. Sie gehen jetzt da rein und erklären diesen verrückten Filipino zum Sieger, sonst gibt es keine Ringkämpfe mehr in Frisco.‹

Also versuchte Diamond Gates, in den Ring zu steigen. Jedes Mal, wenn er sich unter dem untersten Seil durchduckte, stellte sich das verschreckte Pferd auf die Hinterbeine und wieherte ganz traurig, worauf Diamond Gates den halben Gang hinaufrannte und dabei schwitzte und zitterte. Schließlich stellte er sich auf einen Sitzplatz und erklärte Ramon Internationale zum Sieger. Alle im Dreamland jubelten, besonders die fünfzig kleinen Filipinos auf der Galerie, und allmählich leerte sich die Halle. Dann stieg Internationale vom Pferd und verließ den Ring.

Wie das Pferd aus dem Ring rauskam, habe ich nie erfahren. Es hatte eine Heidenangst.«

Wo ich herkomme, sind die Leute freundlich

Eines Morgens kam ich ins Büro, und die Buchhalterin setzte gerade ihren Hut auf, zog ihren Mantel an, und aus ihren Augen liefen Tränen. Es war April, und was kümmerte es mich, dass ich bloß ein Fünfzehn-Dollar-die-Woche-Angestellter in einer lausigen Friedhofsfirma war? Hatte ich etwa keinen neuen Hut und ein Paar neue Schuhe, und schickte die Southern Pacific etwa nicht jedes Wochenende Sonderzüge zu speziellen Niedrigpreisen runter nach Monterey, und fuhr ich morgen etwa nicht nach Monterey? Fuhr ich morgen etwa nicht mit dem Zug zur Halbinsel runter?

Ich würde bis Samstag Mittag arbeiten, dann würde ich im Charley's einen De-luxe-Hamburger für fünfzehn Cent essen, und dann würde ich zum Southern-Pacific-Bahnhof Ecke Third und Townsend düsen und mir eine spezielle Wochenend-Rückfahrkarte nach Monterey kaufen, in den Zug steigen und von Samstagnachmittag bis Montagmorgen frei sein. Ich würde mir eine *Saturday Evening Post* kaufen und die ganze Strecke bis Monterey darin lesen.

Als ich jedoch ins Büro kam, setzte Mrs. Gilpley, die Buchhalterin, gerade ihren Hut auf und zog ihren Mantel an, und aus ihren Augen liefen Tränen.

Ich hörte auf zu pfeifen und schaute mich um. Es war sehr still. Die Tür zu Mr. Wylies Büro stand einen Spaltbreit offen, deshalb nahm ich an, dass er an seinem Schreibtisch saß. Sonst war allerdings niemand zu sehen. Es war zwanzig nach acht, und die Uhr machte ein ziemlich lautes Geräusch für eine Uhr, die man normalerweise kaum hörte.

»Guten Morgen, Mrs. Gilpley«, sagte ich.

»Guten Morgen, Joe«, sagte sie.

Ich ging nicht geradewegs zum Garderobenschrank, hängte nicht meinen Hut auf und ging nicht zu meinem Schreibtisch, weil ich wusste, dass irgendwas nicht stimmte. Ich fand, es wäre unhöflich, einfach meinen Hut aufzuhängen und mich an meinen Schreibtisch zu setzen, ohne dass ich dahinterzukommen versuchte, was nicht stimmte und wieso Mrs. Gilpley ihren Hut aufsetzte und ihren Mantel anzog und weinte. Mrs. Gilpley war eine alte Lady, sie hatte einen Schnurrbart und krumme Schultern, ihre Hände waren trocken und voller Runzeln, und kein Mensch mochte Mrs. Gilpley, aber es war April, ich hatte einen neuen Hut und ein Paar neue Schuhe, und ich hatte von September bis April, den ganzen Winter hindurch, im selben Büro wie Mrs. Gilpley gearbeitet, und vielleicht liebte ich sie nicht direkt, vielleicht war ich nicht direkt verrückt nach ihr, aber sie war eine herzensgute alte Lady, und ich konnte nicht einfach hingehen, meinen Hut aufhängen und einen neuen Tag anfangen. Ich musste mit ihr reden.

»Mrs. Gilpley«, sagte ich, »ist irgendwas?«

Sie zeigte auf die einen Spaltbreit geöffnete Tür von Mr. Wylies Privatbüro und machte ein Zeichen, mit dem sie mir bedeutete, nicht zu reden, sondern einfach meinen Hut aufzuhängen und mich an die Arbeit zu machen.

»Aha«, dachte ich. »Er hat sie gefeuert.«

Nach all den Jahren.

»Mrs. Gilpley«, sagte ich, »Sie haben doch nicht etwa Ihren Job verloren, oder?«

»Ich habe gekündigt«, sagte sie.

»Nein, das haben Sie nicht«, sagte ich. »Ich bin nicht von gestern. Mir können Sie nichts vormachen.«

Mrs. Gilpley verdiente siebenundzwanzig fünfzig die Woche. Als sie bei der Friedhofsfirma anfing, waren es acht gewesen. Man hatte mich in Mrs. Gilpleys Aufgaben eingearbeitet, ich verdiente fünfzehn die Woche, also setzte man die alte Lady vor die Tür. Tja, dass ich eine Stelle hatte, war ziemliches Glück, und ich wollte nach Monterey fahren und fühlte mich in dem Paar neuer Drei-Dollar-Schuhe und dem neuen Hut prima, aber der Gedanke, Mrs. Gilpley in ihrem Alter zum Weinen zu bringen, gefiel mir nicht.

»Mrs. Gilpley«, sagte ich, »ich bin heute Morgen hierhergekommen, um meine Stelle aufzugeben, und das werde ich auch. Ich habe einen Onkel in Portland, der ein Lebensmittelgeschäft eröffnet, und dort gehe ich hin, um die Buchhaltung für ihn zu machen. Ich habe keine Lust, mein Leben lang für eine Friedhofsfirma zu arbeiten. Ich kündige.«

»Joe«, sagte sie, »du hast dort doch gar keinen Onkel.«

»Ach ja?«, sagte ich. »Sie würden sich wundern, wo ich überall Onkel habe. Ich bin fertig mit diesem Job. Den Adressen von Toten hinterher sein. Schöne Karriere für einen jungen Mann.«

»Joe«, sagte Mrs. Gilpley, »wenn du kündigst, rede ich nie wieder ein Wort mit dir, solange ich lebe.«

»Ich brauche keinen Job bei einer Friedhofsfirma«, sagte ich. »Was habe ich davon, Toten hinterher zu sein?«

»Du hast keine Freunde in dieser Stadt, Joe«, sagte Mrs. Gilpley. »Du hast mir erzählt, woher du kommst und was du hier in Frisco machst, und ich weiß, wie es ist. Du brauchst diesen Job, und wenn du kündigst, kränkst du mich damit tief.«

»Mrs. Gilpley«, sagte ich, »was glauben Sie denn, wie mir zumute ist? Hier reinzukommen und Ihnen den Job wegzunehmen? Das ist nicht in Ordnung. Sie machen diese Arbeit schon seit über zwanzig Jahren.«

»Joe«, sagte Mrs. Gilpley, »nun mach schon, häng deinen Hut auf und geh an die Arbeit.«

»Nein«, sagte ich. »Ich kündige jetzt sofort.«

Ich ging geradewegs in Mr. Wylies Büro. Mr. Wylie war der Vizedirektor. Er war ein alter Mann mit einer Nase, die an der Spitze plattgedrückt war. Er war groß und zerstreut, und er trug eine Melone. Und er war fies.

Ich ging geradewegs in sein Büro. »Mr. Wylie«, sagte ich, »ich kündige meine Stelle, und zwar sofort.«

»Wie war das?«, sagte er.

»Ich kündige«, sagte ich.

»Wieso?«, fragte er.

»Ich kriege nicht genug Geld«, sagte ich.

»Wieviel willst du denn?«, fragte er.

Mann, ich war vielleicht überrascht! Ich dachte, er würde mich rausschmeißen. Ich überlegte, dass ich sehr viel verlangen musste, damit er mich rausschmiss, also tat ich es.

»Ich will dreißig Dollar die Woche«, sagte ich.

»Aber du bist erst achtzehn«, sagte er. »Ein solches Gehalt käme ein bisschen verfrüht, aber vielleicht lässt es sich machen.«

Hol's der Geier. Wenn ich versucht hätte, so was durchzusetzen, wenn ich so was hätte durchsetzen und mehr Geld herausschlagen wollen, hätte es niemals geklappt. Mit dreißig Dollar die Woche konnte ich mir in weniger als einem halben Jahr den ganzen Kram zulegen, den ich schon immer hatte haben wollen. Herrgott nochmal, mit dreißig die Woche könnte ich mir ruckzuck eine Harley-Davidson kaufen.

»Nein«, sagte ich. »Ich kündige.«

»Wieso denn?«, fragte er. »Ich dachte, deine Arbeit gefällt dir?«

»Hat sie ja auch eine ganze Weile«, sagte ich. »Aber inzwischen nicht mehr. Mr. Wylie«, sagte ich, »haben Sie Mrs. Gilpley gefeuert?«

Mr. Wylie lehnte sich in seinem Stuhl zurück und sah mich an. Er wirkte sauer. Wie kam ich dazu, *ihm* eine solche Frage zu stellen.

»Junger Mann«, sagte er, »du bekommst noch heute Morgen einen Scheck über dein Restgehalt ausgestellt. In einer Stunde kannst du ihn dir holen.«

Ich war ebenfalls sauer.

»Ich will meinen Scheck *jetzt*«, sagte ich.

»Dann warte im Vorzimmer«, sagte er. »Hinter dem Geländer.«

Ich ging hinaus, trat hinter das Geländer und lehnte mich auf den Tresen.

Mrs. Gilpley wirkte aufgeregt.

»Ich habe gekündigt«, sagte ich.

Sie brachte kein Wort heraus.

»Er wollte mir dreißig Dollar die Woche geben«, sagte ich, »aber ich habe trotzdem gekündigt.«

Sie schluckte ein paarmal.

»Mrs. Gilpley«, sagte ich, »die müssen Ihnen Ihren Job wiedergeben, weil sie niemand anders haben, der Ihre Arbeit machen kann.«

»Joe«, sagte sie, »du hast mich sehr tief gekränkt.«

»Ist schon gut«, sagte ich. »Wo ich herkomme, nimmt ein junger Mann einer Lady nicht den Job weg. Ich komme aus Chicago, und ich schätze, da kann ich jederzeit wieder hin.«

Zurück nach Chicago? Ich nicht. Mir gefiel es in Kalifornien. Mir hatte es in Kalifornien schon immer gefallen. Trotzdem sagte ich das.

»Joe«, sagte Mrs. Gilpley, »angenommen, du findest keinen anderen Job?«

Ich schnippte mit den Fingern.

»Einen neuen Job kriege ich ruckzuck«, sagte ich.

Mr. Wylie trat in die Tür seines Büros, nickte Mrs. Gilpley zu, sie ging in sein Büro, und er schloss die Tür. Sie kam erst um Viertel vor neun wieder heraus. Sie legte Hut und Mantel ab, holte das Scheckheft hervor, stellte einen Scheck aus und ging damit zu Mr. Wylie.

Der Scheck war für mich. Er belief sich auf dreizehn Dollar.

»Da ist dein Scheck, Joe«, sagte Mrs. Gilpley. »Ich habe versucht, ihn dazu zu bringen, dass er dir fünfzehn gibt, aber er hat gesagt, du bist impertinent.«

»Hat er Ihnen Ihren Job wiedergegeben?«, fragte ich.

»Ja«, sagte sie.

»Mrs. Gilpley«, sagte ich, »es freut mich sehr, dass Sie Ihren Job wiederhaben. Was hat er gesagt, bin ich?«

»Impertinent«, sagte Mrs. Gilpley.

»Was heißt das?«, fragte ich.

»Unfreundlich«, sagte Mrs. Gilpley.

»Ich bin nicht unfreundlich«, sagte ich. »Wo ich herkomme, sind die Leute freundlich. Wie kommt er dazu, mich unfreundlich zu nennen?«

Ich ging in Mr. Wylies Büro und fragte ihn.

»Mr. Wylie«, sagte ich, »wie kommen Sie dazu, mich unfreundlich zu nennen?«

»Wovon redest du?«, sagte er.

»Sie können mich nicht unfreundlich nennen«, sagte ich. »Wo ich herkomme, sind die Leute freundlich.«

Eigentlich sind die Leute in Chicago nicht freundlich, jedenfalls nicht überall in Chicago, aber in dem Viertel, in dem ich gewohnt hatte, waren die meisten Leute ziemlich freundlich. Jedenfalls meistens. Ich war wohl einfach nur sauer.

»Sie können nicht behaupten, ich hätte keine Manieren«, sagte ich.

»Wo kommst du her?«, fragte Mr. Wylie.

»Aus Chicago«, sagte ich. »Wussten Sie das nicht?«

»Nein«, sagte er.

»Ich habe in der South Water Market Street gearbeitet«, sagte ich.

»Tja«, sagte Mr. Wylie, »du musst noch eine Menge lernen. Du wirst lernen, dass es sich nicht bezahlt macht, die Hand zu beißen, die dich füttert.«

»Ich habe keine Hand gebissen, die mich gefüttert hat.«

»Du hast gekündigt, oder etwa nicht?«, sagte er.

»Ja, Sir«, sagte ich. »Gekündigt habe ich schon, aber gebissen habe ich keinen.«

»Und was willst du jetzt?«, fragte er.

»Ich will mich bloß verabschieden«, sagte ich. »Ich will bloß, dass Sie wissen, ich habe Manieren.«

»Na schön«, sagte Mr. Wylie. »Auf Wiedersehen.«

»Auf Wiedersehen«, sagte ich.

Ich verließ sein Büro und verabschiedete mich von Mrs. Gilpley. Während ich das tat, kam Mr. Wylie aus seinem Büro. Sie wurde ganz aufgeregt, als er aus seinem Büro kam, aber ich ließ mich dadurch nicht vom Reden abhalten.

»Mrs. Gilpley«, sagte ich. »Ich wollte mir schon mein Leben lang eine Harley-Davidson kaufen, herumfahren und ganz viele Städte kennenlernen, und das hätte ich wohl auch gekonnt, wenn ich meinen Job hier hätte behalten wollen, aber wo ich herkomme, macht man das nicht, seinen Job behalten, sich eine Harley-Davidson kaufen und dafür sorgen, dass jemand anders gefeuert wird, der den Job dringender braucht.«

»Was ist eine Harley-Davidson?«, fragte Mr. Wylie.

»Das ist ein Motorrad«, sagte ich.

»Aha«, sagte er.

»Und glauben Sie bloß nicht, ich käme nicht zurecht, Mrs. Gilpley«, sagte ich, »das werde ich nämlich.«

»Was willst du denn mit einem Motorrad?«, fragte Mr. Wylie.

»Damit fahren«, sagte ich.

»Wozu denn?«, sagte er.

»Um irgendwohin zu kommen«, sagte ich. »Um zu reisen.«

»Das ist doch keine Art zu reisen«, sagte Mr. Wylie.

»Es ist eine der besten Arten der Welt«, sagte ich. »Sie sind wohl noch nie Motorrad gefahren, Mr. Wylie.«

»Nein«, sagte er.

»Es gibt nichts Vergleichbares«, sagte ich. »Ein gutes Motorrad fährt ohne Weiteres hundertdreißig Stundenkilometer.«

»Mrs. Gilpley«, sagte ich, »falls ich mir je ein Motorrad mit

Seitenwagen zulege, würde ich Sie sehr gern auf eine kleine Fahrt durch den Golden Gate Park mitnehmen, bloß damit Sie eine Vorstellung davon bekommen, wie schön Motorradfahren sein kann.«

»Vielen Dank, Joe«, sagte Mrs. Gilpley.

»Auf Wiedersehen«, sagte ich.

»Auf Wiedersehen«, sagte Mrs. Gilpley.

»Auf Wiedersehen«, sagte Mr. Wylie.

Ich ging hinaus und klingelte nach dem Fahrstuhl. George der Grieche hatte Dienst.

»Wo willst du hin?«, fragte er.

»Nach Portland«, sagte ich.

»Nach Portland?«, sagte er. »Was zum Teufel willst du denn in Portland?«

»Keine Ahnung«, sagte ich.

»Was ist los?«, fragte er.

»Ich habe gerade gekündigt«, sagte ich.

»Wieso zum Teufel kündigst du denn?«, sagte er.

»Es hat mir nicht mehr gefallen«, sagte ich. »Ich habe keine Lust mehr, Toten hinterher zu sein.«

»Du spinnst«, sagte er.

»Ich spinne überhaupt nicht«, sagte ich.

Ich stieg aus dem Fahrstuhl, verließ das Gebäude und ging die Market Street hinauf. Ich weiß nicht, wie es kam, aber ich ging geradewegs zur Harley-Davidson-Vertretung, und man zeigte mir das neueste Modell. Ich fragte den Verkäufer, ob ich eine kleine Probefahrt machen dürfe, er besprach es mit jemandem hinten im Büro und sagte dann, ich dürfe eine Maschine ausprobieren, wenn ich ein bisschen Geld hinterlegte. Für alle Fälle, sagte er.

Tja, ich hatte den Scheck, also gab ich ihm den Scheck.

Die Maschine war wunderschön. Ich raste die Market Street hinunter, hielt vor dem Gebäude, in dem ich gearbeitet hatte, fuhr nach oben und ging in Mr. Wylies Büro.

Er machte ein verblüfftes Gesicht.

»Mr. Wylie«, sagte ich, »ich habe unten eine wunderschöne Harley-Davidson stehen, und wenn Sie Lust auf eine Fahrt haben, lasse ich Sie mit dem größten Vergnügen hinter mir sitzen. Der Sitz ist groß, und wenn ich ein Stückchen nach vorn rutsche, haben Sie es bequem.«

»Ich will nicht Motorrad fahren«, sagte er.

»Ich dachte, Sie hätten vielleicht Lust«, sagte ich.

Ich verließ das Büro, dann ging ich zurück.

»Möchten Sie es nicht wenigstens mal *sehen?*«, fragte ich.

»Nein«, sagte er.

»Na gut«, sagte ich, ging nach unten, stieg auf das Motorrad und fuhr los. Es war eine wunderschöne Maschine. Der Motor war großartig. Ich fuhr hinaus auf den Great Highway am Strand, dann fiel mir Monterey wieder ein, und ich überlegte, dass ich ihr vielleicht ein bisschen Auslauf geben könnte, nach Monterey hinunter- und wieder zurücksausen, dann die Harley zurückgeben und anfangen, mich nach einem anderen Job umzusehen. Vielleicht würden sie mir etwas von dem Geld zurückgeben, vielleicht aber auch nicht, und selbst wenn nicht, überlegte ich mir, wäre es das bestimmt wert, also gab ich ihr Auslauf. Es war das einzig Wahre. April. Unter mir die Harley-Davidson, und neben mir der Pazifik. Und die Welt. Und die Städte. Und die Leute. Und die Bäume. Und ich röhrte in Nullkommanichts nach Monterey hinunter.

Es war eine schöne Stadt. Es gab dort ein paar alte Gebäude, und es gab Schiffe. Fischfangschiffe. Es roch dort schön nach Fisch, und es gab viel Sonnenlicht. Die Fischer unterhielten sich sehr laut auf Italienisch. Ich fuhr mit der Harley-Davidson durch die ganze Stadt und hinaus auf den nassen Sand des Strandes und ein ganzes Stück den Strand entlang. Ich schreckte eine Menge Möwen auf, dann hielt ich irgendwo an, aß drei Hamburger und trank zwei Tassen Kaffee.

Dann machte ich mich auf den Rückweg nach Frisco.

Es war eine tolle Fahrt, sowohl hin als auch zurück. Es war die schönste Maschine, die ich je gesehen hatte. Ich konnte alles damit machen. Ich konnte damit überallhin und tat das auch. Ich konnte damit langsamer fahren als Schritttempo und schneller als jedes teure Auto auf dem Highway. Und ich konnte sie röhren lassen. Ich konnte damit im Zickzack fahren. Ich konnte mich beim Fahren in die Kurve legen. Ich schätze, ich machte vielen Leuten auf dem Highway Angst. Ich fuhr fast zwei Kilometer freihändig. Lange Zeit stand ich auf dem Sitz und hielt mich an den Handgriffen fest. Die Leute glauben, das ist gefährlich, aber das ist es nicht, wenn man weiß, wie es geht.

Ich hatte einen Riesenspaß mit der Harley-Davidson. Dann brachte ich sie zurück. Der Verkäufer sagte: »Wo waren Sie denn?«

»Ich bin nach Monterey gefahren«, sagte ich.

»Nach *Monterey?*«, sagte er. »Wir wussten nicht, dass Sie so weit fahren wollten. Wir dachten, Sie wollten bloß rausfinden, wie sie so läuft.«

»Tja«, sagte ich, »ich wollte da schon immer mal hin. Kann ich mein Geld wiederhaben?«

»Wollen Sie das Motorrad kaufen?«, fragte er.

»Wieviel kostet es denn?«, sagte ich.

»Zweihundertfünfundsiebzig Dollar«, sagte er.

»Nein«, sagte ich, »so viel habe ich nicht.«

»Wieviel haben Sie denn?«, fragte er.

»Ich habe den Scheck, das ist alles«, sagte ich. »Die dreizehn Dollar.«

»Wir dachten, Sie würden das Motorrad kaufen«, sagte er.

»Ich hätte es ja auch gekauft, wenn ich nicht meine Stelle gekündigt hätte«, sagte ich. »Kann ich mein Geld wiederhaben?«

»Das glaube ich nicht«, sagte der Verkäufer. »Ich rede mal mit dem Chef.«

Er ging in ein Büro und redete, dann kam er zusammen mit einem anderen Mann heraus. Der andere Mann sah nach jemand Wichtigem aus und machte ein saures Gesicht.

»Was haben Sie sich denn dabei gedacht, mit einem neuen Motorrad bis nach Monterey und zurück zu fahren?«, sagte er.

»Was?«, sagte ich.

Ich wusste nicht, was ich sagen sollte. Was meinte er damit, *was ich mir dabei gedacht hatte?* Nichts hatte ich mir gedacht.

»Das können Sie nicht machen«, sagte er. »Wir dachten, Sie wollen bloß mal um den Block fahren oder das Motorrad jemandem zeigen oder so was.«

»Ich habe es ein paar Leuten gezeigt«, sagte ich. »Kann ich mein Geld wiederhaben?«

»Ich fürchte, *Sie* schulden *uns* Geld«, sagte der Manager. »Das ist eine neue Maschine. Sie ist zu verkaufen. Jetzt ist sie gebraucht.«

»Kann ich *etwas* von meinem Geld wiederhaben?«, sagte ich.

»Nein«, sagte der Manager.

»Das Motorrad ist prima«, sagte ich.

Ich ging hinaus und geradewegs zu meiner Bude, und ich hielt kein einziges Mal inne, um darüber nachzudenken, wo ich bloß einen Job finden konnte. Ich freute mich zu sehr über die Fahrt bis nach Monterey und zurück.

Der Petersiliengarten

Eines Tages im August spazierte Al Condraj ohne einen Penny in der Tasche durch den Woolworth, als er einen kleinen Hammer sah, kein Spielzeug, sondern einen richtigen Hammer, und ihn packte ein Verlangen, diesen Hammer zu besitzen. Der Hammer, glaubte er, war genau das, was er brauchte, um die Eintönigkeit zu durchbrechen und um etwas zu bauen. Er hatte ein paar erstklassige Nägel in Foley's Packing Haus gesammelt, wo die Kistenmacher arbeiteten und achtlos Nägel im Wert von mindestens fünfzehn Cent hatten fallen lassen. Er hatte sich mit Freuden die Mühe gemacht, sie einzusammeln, weil ihm schien, dass ein Nagel etwas war, das man nicht verschwenden durfte. Die Nägel, vielleicht ein halbes Pfund, mindestens zweihundert Stück, hatte er zu Hause in einer Papiertüte in der Apfelkiste, in der er seinen Kram aufbewahrte.

Jetzt glaubte er, mit dem Zehn-Cent-Hammer und den Nägeln aus Kistenholz etwas bauen zu können, obwohl er keine Ahnung hatte, was. Irgendeinen Tisch vielleicht oder eine kleine Bank.

Jedenfalls nahm er den Hammer und steckte ihn in die Tasche seiner Latzhose, doch gerade als er das tat, packte ein Mann ihn wortlos fest am Arm und schob ihn in ein kleines Büro im hinteren Teil des Geschäfts. In dem Büro saß ein anderer Mann, ein älterer, hinter einem Schreibtisch und arbeitete mit Papieren. Der jüngere Mann, derjenige, der ihn gepackt hatte, war aufgeregt, und seine Stirn war mit Schweiß bedeckt.

»Tja«, sagte er, »da haben wir schon wieder einen.«

Der Mann hinter dem Schreibtisch stand auf und musterte Al von Kopf bis Fuß.

»Was hat *der* denn mitgehen lassen?«

»Einen Hammer.« Der junge Mann sah Al voller Hass an. »Her damit«, sagte er.

Al zog den Hammer aus der Tasche und gab ihn dem jungen Mann, der sagte: »Eigentlich müsste ich dir mit dem Ding eins überziehen, nur damit du Bescheid weißt.«

Er wandte sich an den älteren Mann, den Chef, den Geschäftsführer, und fragte: »Was soll ich mit ihm machen?«

»Lassen Sie ihn hier bei mir«, sagte der ältere Mann.

Der jüngere Mann verließ das Büro, und der ältere setzte sich und machte sich wieder an die Arbeit. Al stand fünfzehn Minuten in dem Büro, bevor der ältere Mann ihn wieder ansah.

»Tja«, sagte er.

Al wusste nicht, was er sagen sollte. Der Mann sah nicht ihn, sondern die Tür an.

Schließlich sagte Al: »Ich wollte ihn nicht stehlen. Ich brauche ihn einfach, und ich habe kein Geld.«

»Dass du kein Geld hast, heißt noch lange nicht, dass du Sachen stehlen darfst«, sagte der Mann. »Oder?«

»Nein, Sir.«

»Tja, was soll ich mit dir machen? Dich der Polizei übergeben?«

Al blieb stumm, aber er hatte ganz bestimmt keine Lust, der Polizei übergeben zu werden. Er hasste den Mann, doch gleichzeitig war ihm klar, dass er an jemand sehr viel Unangenehmeren hätte geraten können.

»Wenn ich dich gehen lasse, versprichst du mir dann, nie wieder etwas aus diesem Geschäft zu stehlen?«

»Ja, Sir.«

»Na gut«, sagte der Mann. »Geh hier raus, und komm erst wieder in dieses Geschäft, wenn du Geld in der Tasche hast.«

Er öffnete eine Tür zu dem Flur, der auf die rückwärtige Gasse führte, und Al eilte den Flur entlang und nach draußen.

Als er frei war, lachte er als Erstes, aber er wusste, er war gedemütigt worden, und er schämte sich zutiefst. Es entsprach nicht seinem Wesen, Dinge zu nehmen, die ihm nicht gehörten. Er hasste den jungen Mann, der ihn erwischt hatte, und er hasste den Geschäftsführer, der ihn so lange stumm im Büro hatte stehen lassen. Dass der junge Mann gesagt hatte, er müsste ihm eigentlich mit dem Hammer eins überziehen, hatte ihm überhaupt nicht gefallen.

Eigentlich hätte er den Mut haben müssen, ihm in die Augen zu schauen und zu sagen: »Sie und wer noch?«

Natürlich hatte er den Hammer gestohlen, und er war erwischt worden, aber er fand, man hätte ihn nicht so demütigen müssen.

Nachdem er drei Häuserblocks weit gegangen war, kam er zu dem Schluss, dass er doch noch nicht nach Hause gehen wollte, also machte er kehrt und ging wieder zurück in die Stadt. Er war beinahe überzeugt, er sollte zurückgehen und etwas zu dem jungen Mann sagen, der ihn erwischt hatte. Und dann war er sich nicht mehr ganz sicher, ob er nicht doch eher vorhatte, zurückzugehen und den Hammer noch einmal zu stehlen, sich diesmal aber *nicht* erwischen zu lassen. Wenn man schon dafür gesorgt hatte, dass er sich wie ein Dieb vorkam, müsste mindestens der Hammer dabei herausspringen.

Vor dem Geschäft allerdings verließ ihn der Mut. Er stand mindestens zehn Minuten lang auf der Straße und schaute hinein.

Dann, niedergeschmettert, verwirrt und bitter beschämt – erstens weil er etwas gestohlen hatte, zweitens weil er erwischt worden war, drittens weil man ihn gedemütigt hatte und viertens weil er nicht genug Mumm hatte, zurückzugehen und ernstzumachen –, wandte er sich wieder heimwärts, innerlich so aufgewühlt, dass er seinen Kumpel Pete Wawchek nicht grüßte, als sie sich vor Graf's Hardware begegneten.

Nach Hause zurückgekehrt, schämte er sich zu sehr, um drinnen nach seinem Kram zu sehen, und nahm stattdessen einige große Schlücke aus dem Hahn im Garten. Seine Mutter benutzte den Hahn, um die Sachen zu bewässern, die sie jedes Jahr pflanzte: Okra, Paprika, Tomaten, Gurken, Zwiebeln, Knoblauch, Minze, Auberginen und Petersilie.

Seine Mutter nannte die ganze Geschichte den Petersiliengarten, und im Sommer holte sie jeden Abend Stühle aus dem Haus, stellte sie um den Tisch herum, den sie sich für fünfzehn Cent von Ondro, dem Mädchen für alles im Viertel, hatte bauen lassen, und dann setzte sie sich an den Tisch und genoss die Kühle des Gartens und den Duft der Dinge, die sie gepflanzt und gepflegt hatte.

Manchmal machte sie sogar einen Salat, feuchtete ein Sauerteig-Fladenbrot an und schnitt etwas weißen Käse in Scheiben, und dann aßen sie beide im Petersiliengarten zu Abend. Nach dem Abendessen schloss sie den Schlauch an den Wasserhahn an und bewässerte ihre Pflanzen, und dann war es im Garten kühler denn je, und es roch richtig gut, richtig frisch und kühl und grün, weil all die verschiedenen Sachen, die dort wuchsen, zusammen mit Luft und Wasser einen Geruch nach grünem Garten ergaben.

Nachdem er ausgiebig aus dem Hahn getrunken hatte, setzte Al sich an die Stelle, wo die Petersilie wuchs, zog eine Handvoll heraus und aß sie langsam. Dann ging er ins Haus und erzählte seiner Mutter, was passiert war. Er erzählte ihr sogar, was er erwogen hatte, nachdem man ihn hatte laufen lassen: zurückzugehen und den Hammer noch einmal zu stehlen.

»Ich will nicht, dass du stiehlst«, sagte seine Mutter in gebrochenem Englisch. »Hier sind zehn Cent. Du gehst zurück zu diesem Mann, und du gibst ihm dieses Geld, und du bringst ihn nach Hause, diesen Hammer.«

»Nein«, sagte Al. »Ich nehme dein Geld nicht für etwas, was ich eigentlich gar nicht brauche. Ich dachte bloß, ich müsste einen Hammer haben, damit ich etwas bauen kann, wenn ich Lust dazu habe. Ich habe eine Menge Nägel und ein bisschen Kistenholz, aber ich habe keinen Hammer.«

»Geh ihn schon kaufen, den Hammer«, sagte seine Mutter.

»Nein«, sagte Al.

»Na gut«, sagte seine Mutter. »Dann halt den Mund.«

Das sagte sie immer, wenn sie nicht wusste, was sie sonst sagen sollte.

Al ging hinaus und setzte sich auf die Treppe. Inzwischen begann seine Demütigung richtig wehzutun. Er beschloss, am Eisenbahngleis entlang einen Gang zu Foley's zu machen, weil er noch ein bisschen darüber nachdenken musste. Bei Foley's sah er zehn Minuten lang zu, wie Johnny Gale Kisten zusammennagelte, aber Johnny war zu beschäftigt, um ihn zu bemerken oder mit ihm zu reden, obwohl Johnny ihn eines Tages in der Sonntagsschule, vor zwei oder drei Jahren, begrüßt und gesagt hatte: »Wie geht's, wie steht's?« Johnny arbeitete mit einem Klauenbeil, und in Fresno sagte jeder, er sei der schnellste Kistenmacher in der Stadt. Nie hatte man in irgendeinem Abpackbetrieb jemanden gesehen, der einer Maschine so nahe kam. Foley persönlich war stolz auf Johnny Gale.

Schließlich machte sich Al auf den Heimweg, weil er nicht im Weg stehen wollte. Er wollte nicht, dass jemand, der so hart arbeitete, bemerkte, dass er beobachtet wurde und dann vielleicht zu ihm sagte: »Mach, dass du wegkommst.« Er wollte nicht, dass Johnny Gale so etwas tat. Er wollte nicht noch eine Demütigung herausfordern.

Auf dem Nachhauseweg hielt er die Augen nach Geld offen, aber alles, was er fand, waren die üblichen Glasscherben und rostigen Nägel, die Dinge, an denen er sich jeden Sommer immer die nackten Füße verletzte.

Als er nach Hause kam, hatte seine Mutter einen Salat gemacht und den Tisch gedeckt, also setzte er sich zum Essen zu ihr, doch als er es sich in den Mund steckte, schmeckte es ihm einfach nicht. Er stand auf, ging in das Dreizimmerhaus, holte seine Apfelkiste aus der Ecke seines Zimmers und ging seinen Kram durch. Es war alles da, genau wie gestern.

Er ging zurück in die Stadt, stand voller Hass auf den jungen Mann, der ihn erwischt hatte, vor dem geschlossenen Geschäft, dann zog er weiter zum Hippodrome und betrachtete die im Schaukasten hängenden Fotos von den zwei Filmen, die an diesem Tag gezeigt wurden.

Dann ging er weiter zur Stadtbücherei, um noch einmal einen Blick auf all die Bücher zu werfen, aber keines gefiel ihm, also streifte er noch ein bisschen durch die Stadt, und gegen halb neun ging er nach Hause und legte sich ins Bett.

Seine Mutter war schon schlafen gegangen, weil sie um fünf Uhr aufstehen musste, um zur Arbeit im Inderrieden's zu gehen, wo sie Feigen verpackte. An manchen Tagen gab es den ganzen Tag Arbeit, an manchen auch nur den halben Tag, aber was auch immer seine Mutter im Sommer verdiente, es musste fürs ganze Jahr reichen.

Er schlief nicht viel in dieser Nacht, weil er nicht über das Vorgefallene hinwegkam, und er ging in Gedanken sechs, sieben Arten durch, wie sich die Sache regeln ließ. Er glaubte sogar, es wäre nötig, den jungen Mann, der ihn erwischt hatte, umzubringen. Außerdem glaubte er, es wäre nötig, dass er für den Rest seines Lebens systematisch und erfolgreich stahl. Es war eine heiße Nacht, und er konnte nicht schlafen.

Schließlich stand seine Mutter auf, ging barfuß in die Küche, um einen Schluck Wasser zu trinken, und sagte auf dem Rückweg leise zu ihm: »Halt den Mund.«

Als sie um fünf Uhr morgens aufstand, hatte er das Haus schon verlassen, aber das war schon oft passiert. Er war ein rastloser Junge und im Sommer ständig unterwegs. Er machte Fehler und bezahlte dafür, und gerade hatte er versucht zu stehlen und war erwischt worden, und er war aufgewühlt. Sie machte sich Frühstück, richtete ihr Lunchpaket und hoffte, während sie zur Arbeit eilte, dass es ein voller Tag werden würde.

Es wurde ein voller Tag, und dann gab es sogar noch Mehrarbeit, und obwohl sie keinen Lunch mehr hatte, beschloss sie, für das zusätzliche Geld weiterzuarbeiten. Fast alle anderen Packerinnen machten ebenfalls weiter, und ihre Nachbarin von gegenüber, Leeza Ahboot, die neben ihr arbeitete, sagte: »Lass uns arbeiten, bis es keine Arbeit mehr gibt, und dann gehen wir nach Hause, machen zusammen Abendessen und essen in deinem Petersiliengarten, wo es so schön kühl ist. Es ist heiß heute, und es wäre dumm, nicht fünfzig oder sechzig Cent zusätzlich mitzunehmen.«

Als die beiden Frauen später den Garten erreichten, war es kurz vor neun, aber immer noch hell, und sie sah ihren Sohn, der mit einem Hammer Kistenholzstücke zusammennagelte und offenbar irgendetwas daraus baute. Es sah aus wie eine Bank. Er hatte bereits die Beete gewässert und im Garten aufgeräumt, alles wirkte sehr schön, und ihr Sohn machte einen sehr ernsten und beschäftigten Eindruck. Sie und Leeza begannen sofort mit der Zubereitung des Abendessens und pflückten Paprika, Tomaten, Gurken und sehr viel Petersilie für den Salat.

Dann ging Leeza zu sich nach Hause, um weißen Käse und Brot zu holen, das sie am Abend zuvor gebacken hatte, und ein paar Minuten später aßen sie miteinander und unterhielten sich angenehm über den erfolgreichen Tag, der hinter ihnen lag. Nach dem Abendessen kochten sie über einem offenen Feuer im Garten türkischen Kaffee. Sie tranken den Kaffee, rauchten jede eine Zigarette und erzählten einander

Geschichten über ihre Erlebnisse in der alten Heimat und hier in Fresno, und dann schauten sie in ihre Tassen, ob der Kaffeesatz Glück verhieß, und lasen darin: Gesundheit, Arbeit, sommerliche Abendessen im Freien und genug Geld für den Rest des Jahres.

Al arbeitete und schnappte dabei einiges von dem auf, was sie sagten, und dann ging Leeza nach Hause zu Bett, und seine Mutter sagte: »Wo hast du ihn her, den Hammer, Al?«

»Aus dem Geschäft.«

»Wie hast du ihn bekommen? Hast du ihn gestohlen?«

Al baute die Bank fertig und setzte sich. »Nein«, sagte er. »Ich habe ihn nicht gestohlen.«

»Wie hast du ihn dann bekommen?«

»Ich habe in dem Geschäft dafür gearbeitet«, sagte Al.

»In dem Geschäft, wo du ihn gestern gestohlen hast?«

»Ja.«

»Wer hat dir den Job gegeben?«

»Der Boss.«

»Was hast du gemacht?«

»Ich habe verschiedene Sachen zu den verschiedenen Ladentischen getragen.«

»Das ist gut«, sagte die Mutter. »Wie lange hast du für den kleinen Hammer gearbeitet?«

»Ich habe den ganzen Tag gearbeitet«, sagte Al. »Mr. Clemmer hat mir den Hammer gegeben, nachdem ich eine Stunde gearbeitet hatte, aber ich habe einfach weitergearbeitet. Der Kerl, der mich gestern erwischt hat, hat mir gezeigt, was ich tun soll, und wir haben zusammengearbeitet. Wir haben nicht miteinander geredet, aber am Ende des Tages ist er mit mir in Mr. Clemmers Büro gegangen und hat Mr. Clemmer gesagt, ich hätte den ganzen Tag hart gearbeitet und müsste mindestens einen Dollar bekommen.«

»Das ist gut«, sagte die Frau.

»Also hat Mr. Clemmer einen Silberdollar für mich auf den Schreibtisch gelegt, und dann hat der Kerl, der mich gestern erwischt hat, ihm gesagt, das Geschäft bräuchte jeden Tag einen Jungen wie mich, für einen Dollar am Tag, und Mr. Clemmer hat gesagt, ich könnte den Job haben.«

»Das ist gut«, sagte die Frau. »Da kannst du dir ein bisschen Geld verdienen.«

»Ich habe den Dollar auf Mr. Clemmers Schreibtisch liegen lassen«, sagte Al, »und beiden gesagt, dass ich den Job nicht will.«

»Warum machst du denn so was?«, sagte die Frau. »Ein Dollar am Tag für einen Elfjährigen ist gutes Geld. Warum hast du den Job nicht genommen?«

»Weil ich die beiden hasse«, sagte der Junge. »Ich würde nie für solche Leute arbeiten. Ich habe sie einfach angesehen, habe meinen Hammer genommen und bin gegangen. Ich bin nach Hause gekommen und habe diese Bank gebaut.«

»Na gut«, sagte seine Mutter. »Halt den Mund.«

Seine Mutter ging ins Haus und zu Bett, aber Al blieb auf der Bank sitzen, die er gebaut hatte, roch den Petersiliengarten und fühlte sich nicht mehr gedemütigt.

Aber nichts konnte ihn davon abhalten, die beiden Männer zu hassen, obwohl er wusste, dass sie nichts getan hatten, was sie nicht hätten tun sollen.

Fünf reife Birnen

Wenn der alte Pollard noch lebt, dann hoffe ich, dass er das hier liest, denn er soll wissen, dass ich kein Dieb bin und nie einer war. Anstatt mir eine Lüge auszudenken, was ich gekonnt hätte, habe ich die Wahrheit gesagt und eine Tracht Prügel gekriegt. Die Tracht Prügel ist mir egal, weil ich in der Grundschule oft eine gekriegt habe. Das gehörte zu meiner Schulausbildung. Manchmal habe ich sie verdient und manchmal nicht. Die Tracht Prügel, die Mr. Pollard mir verabreichte, habe ich nicht verdient, und ich hoffe, er liest das hier, weil ich ihm sagen will, warum. An jenem Tag konnte ich es ihm nicht sagen, weil ich nicht wusste, wie ich das, was ich wusste, erklären soll. Allerdings bin ich froh, dass ich es nicht vergessen habe, weil es nämlich ziemlich wichtig ist.

Es ging um Frühjahrsbirnen.

Die Bäume standen in einem Garten, der von einem Stabzaun geschützt wurde, aber einige Äste ragten über den Zaun. Ich war sechs, aber ein Logiker. Ein Zaun, überlegte ich, kann nur das schützen, was er umschließt.

Deshalb, sagte ich mir, gehören die Birnen an den Ästen, die über den Zaun hinausreichen, mir – wenn ich an sie herankomme.

Und das schaffte ich nicht. Allerdings spornte mich die Liebe zu den Birnen zu verstärkten Bemühungen an. Ich konnte die Birnen sehen, und ich wusste, dass ich sie wollte. Ich wollte sie nicht nur, um sie zu essen, was barbarisch gewesen wäre. Hauptsächlich wollte ich sie wegen des Wollens. Ich wollte Birnen, und diese waren mir damals am nächsten und deshalb am begehrenswertesten. Noch mehr allerdings wollte ich das Wollen und das Kriegen, und ich ersann die entsprechenden Mittel.

Es war während der Pause, und die Bäume waren zwei Häuserblocks von der Schule entfernt. Ich dürstete nach den süßen Säften wachsender Früchte und nach weniger greifbaren Dingen. Das ist kein Stehlen, sagte ich.

Es war ein Abenteuer. Außerdem Kunst. Außerdem Religion, denn diese Art von Diebstahl war eine Form von Anbetung. Und es war Forschung.

Ich sagte dem Hebräerjungen, Isaac, ich ginge zu den Bäumen, und er sagte, das sei Diebstahl. Das hieß gar nichts, oder vielleicht hieß es, dass er Angst hatte mitzugehen. Damals machte ich mir nicht die Mühe zu untersuchen, was es hieß, und rannte vom Schulgelände und die Straße entlang – die Peralta Street war es, glaube ich. Ich hätte nicht in Minuten angeben können, wie lange die Pause dauerte, aber ich wusste, sie dauerte nie lang. Ganz sicher nie lang *genug.* Die Pause sollte ewig dauern, das war meine Meinung.

Als sechsjähriger Junge zu Birnen zu rennen ist alles Mögliche klassisch Schöne: Musik, Lyrik, vielleicht auch Krieg. Ich kam außer Atem, aber hellwach und lächelnd bei den Bäumen an. Die Birnen waren dick und bereit, von den Zweigen gepflückt und gegessen zu werden. Sie waren bereit. Die Sonne war warm. Der Augenblick war ein Augenblick zahlreicher Klarheiten: Luft, Körper und Geist.

Zwischen den Blättern sah ich die Birnen, dick und gelb und rot, davon erfüllt, vom Stoff des Lebens, dank der Sonne, und ich wollte. Es war etwas, worüber sie in der zweiten Klasse nicht sprechen konnten, weil sie keine Worte dafür gefunden hatten. Sie sprachen nur von den leichtesten Dingen, aber Birnen waren etwas Grundlegendes, und es war nicht leicht, von Birnen anders zu sprechen als eben nur von Birnen. Wenn sie überhaupt von Birnen sprachen, dann meinten sie nur Birnen – ein Dutzend für soundso viel –, und nicht etwa Formen auf wundersame Weise lebendiger Substanz; fremdartig, aufregend und herrlich. Sie betrachteten sie getrennt von den Bäumen, getrennt von der Erde und getrennt von der Sonne, und das war dumm.

Sie gehörten mir, wenn ich an sie herankam, aber das schaffte ich nicht. Es war durchaus schön, sie nur zu sehen, aber ich betrachtete sie seit Wochen. Ich hatte die Bäume gesehen, als sie noch kein Laub getragen hatten. Ich hatte die Entstehung von Laub und die Entstehung von Blüten gesehen. Ich hatte die Blüten unterm Druck der harten, grünen Formen unreifer Birnen abfallen sehen.

Jetzt waren die Birnen reif und bereit, und auch ich war bereit. Ich hatte gesehen, und die Birnen gehörten mir, eine Gottesgabe.

Aber es ging nicht um das Essen. Sondern um das Berühren, das Spüren und Erkennen: *der Birne*. Des Lebens – seiner Summe –, das vergehen konnte. Es ging um das Wissen und Unsterblich-Machen.

Ein Dieb kann sowohl Künstler als auch Philosoph sein, und wahrscheinlich sollte er beides sein. Ich weiß nicht, ob ich mir die Philosophie ausgedacht habe, um den Diebstahl zu rechtfertigen, oder ob ich das Vorliegen eines Diebstahls bestritten habe, um mir die Philosophie auszudenken. Ich weiß, es war mir zutiefst ernst damit, dass ich die reifen Birnen wollte, und ich weiß, ich war entschlossen, sie zu bekommen und unschuldig zu bleiben.

Hinterher, als man mich zum Dieb machte, knickte ich ein und glaubte beinahe, ich wäre ein Dieb, aber das war ich nicht.

Ich lachte, als ich unter den Birnenästen stand, aber es war nicht das Lachen von jemand, der zerstört und vernichtet. Es war das Lachen von jemand, der erschafft und bewahrt. Ein Künstler schaut hin und sieht, und jeder, der Sehvermögen besitzt, ist nicht blind. Ich sah die Birnen. Ich sah sie zuerst mit den Augen, und nach und nach sah ich sie mit jedem Teil meines Körpers und von ganzem Herzen. Deshalb gehörten sie mir.

Außerdem hingen sie an Ästen, die über den Zaun ragten.

Die Jugend hat das tragische Pech, dass sie sprachlos ist, wenn sie am meisten zu sagen hätte, und zu den traurigen Umständen des reifen Alters gehört, dass es geschwätzig ist, wenn es vergessen hat, wo es anfangen und welcher Sprache es sich bedienen soll. O ja, im Irrtum sind wir alle zweifellos gut ausgebildet. Wenigstens wissen wir, dass wir vergessen haben.

Ich kam nicht heran, also versuchte ich es mit Springen, das großartig war und ist. Zunächst sprang ich mit dem Gedanken, einen Ast zu erreichen und ihn zu mir herunterzuziehen, aber nachdem ich zwei-, dreimal gesprungen war, begann ich zu springen, weil das Springen so großartig war.

Es bedeutete, dass Birnen auf einmal mehr waren als Birnen. Es bedeutete, ein kleines Stück von der Erde weg nach oben zu kommen, innerlich und äußerlich, und dann plötzlich mit einem Geräusch zu ihr zurückzukehren; Fleisch und mehr als Fleisch zu sein; davon erfüllt. Und ich sprang viele Male.

Ich war am Springen, als ich die Schulglocke läuten hörte, und ich weiß noch, dass mir das Herz in die Hose rutschte, weil ich wusste, ich würde zu spät kommen. Gleich darauf jedoch machte ich mir wegen des Zuspätkommens keine Gedanken mehr, denn zur Rechtfertigung konnte ich sowohl die reifen Birnen als auch meine Entdeckung des Springens anführen.

Ich wusste, das war ein vernünftiger Handel. Ich habe vergessen, was an diesem Tag in der zweiten Klasse unterrichtet wurde, aber ich bin überzeugt, es war kaum wichtiger, als dass ich reife Birnen wollte und bekam und dass ich alles über das Hochspringen nach Birnenzweigen herausfand.

Vollkommen sprachlos. Ich dachte keinen Moment daran, dass sie mich etwas fragen und dass mir die Worte fehlen würden, etwas zu sagen. Ich wusste nur, dass ich es wusste.

Mithilfe eines toten Zweigs ergatterte ich fünf Birnen. Ich hätte noch viel mehr haben können, aber ich suchte mir nur fünf aus, diejenigen, die am bereitesten waren. Eine aß ich. Vier nahm ich mit in den Unterricht, zu dem ich zehn Minuten zu spät kam.

Ein normaler Mensch ist mit sechs nicht weniger naiv als mit sechzig, aber nur wenige Menschen sind normal. Viele sind scheinbar zivilisiert. Vier Birnen nahm ich mit in den Unterricht und zeigte sie als Grund für mein Zuspätkommen vor. Ich weiß nicht mehr, was ich sagte, falls ich überhaupt etwas sagte, aber die reifen Birnen zeigte ich vor.

Das sorgte augenblicklich für ein Missverständnis, und ich

wusste, man hielt mich für einen Dieb, was sowohl peinlich als auch ärgerlich war. Ich hatte nichts zu sagen, weil ich die Birnen hatte. Sie waren zugleich das Beweismaterial und die Rechtfertigung, und ich war verwirrt, weil sie für Miss Larkin nur das Beweismaterial waren. Ich hatte gehofft, sie hätte mehr Verstand, weil sie doch Lehrerin war und schon so lange lebte.

Sie war streng und sagte viel. Ich begriff nur, dass sie wütend war und zu der Ansicht neigte, ich hätte eine Strafe verdient. Die Einzelheiten sind verschwommen, aber ich erinnere mich, dass ich im Sekretariat saß und mir ein bisschen wie ein Dieb vorkam, während ich auf Mr. Pollard, unseren Direktor, wartete.

Die Birnen lagen auf seinem Tisch, inzwischen ganz sicher nur noch Beweismittel. Sie sahen so trostlos aus, und ich hatte Angst.

Es gab nichts weiter zu tun; also aß ich eine Birne. Sie schmeckte süß, süßer als die, die ich beim Baum gegessen hatte. Das Gehäuse behielt ich in der Hand, weil ich dummerweise nicht wusste, wohin damit. Mir fiel nichts Kunstvolles ein, was ich damit machen konnte, und ich dachte voller Angst: Apfelgehäuse – für die Mäuse – voller Läuse. Und so weiter. Ein Kerngehäuse sollte zum Werfen dienen, aber um mich herum waren nur Wände und Fenster.

Ich aß auch das Gehäuse, sodass ich nur noch ein paar Kerne in der Hand hatte. Die steckte ich ein, während ich daran dachte, selbst Birnenbäume zu pflanzen.

Eine Birne folgte der anderen, weil ich Angst hatte und es nicht mochte, mich wie ein Dieb zu fühlen. Es war ein unästhetisches Erlebnis, weil ich keinerlei Freude verspürte.

Endlich kam Mr. Pollard. Sein Kommen war wie das Kommen des Jüngsten Gerichts, und als er hustete, dachte ich, die ganze Welt erbebte. Er hustete mehrmals, sah mich mehrmals streng an und sagte dann: »Wie ich höre, hast du Birnen gestohlen. Wo sind sie?«

Ich nahm an, dass er eine Birne essen wollte, und schämte mich folglich sehr, weil ich ihm keine geben konnte, aber er sah es vermutlich genau andersherum und glaubte, ich schämte mich, weil ich ein Dieb war, den man ertappt hatte.

Da wusste ich, dass ich bestraft werden würde, weil ich erkannte, dass er meine Scham ausnutzte.

Es war auch nicht angenehm, ihn sagen zu hören, ich hätte gestohlen, denn das hatte ich nicht. Ich hatte die Birnen gesehen, bevor sie Birnen gewesen waren. Ich hatte die kahlen Zweige gesehen, ich sah das Laub und die Blüten, und ich sah unentwegt die Birnen, bis sie bereit waren. Ich *sorgte dafür,* dass sie es wurden. Die reifen gehörten mir.

Ich sagte: »Ich habe sie gegessen.«

Schade, dass ich ihm nicht sagen konnte, dass ich die Birnen nicht gestohlen, sondern vielmehr geschaffen hatte, aber ich wusste nur zu sagen, was andere von mir erwarteten.

»Du hast die Birnen *gegessen?«,* sagte er. Mir schien, dass er wütend war.

Trotzdem sagte ich: »Ja, Sir.«

»Wie viele Birnen?«, sagte er.

»Vier«, sagte ich.

»Du hast vier Birnen *gestohlen«,* sagte er, »und dann hast du sie *gegessen?«*

»Nein, Sir«, sagte ich. »Fünf. Eine habe ich beim Baum gegessen.«

Alles war ein einziger Wust, und ich wusste, ich würde da nicht mehr herauskommen. Mir fiel absolut nichts Eigenes ein, was ich sagen konnte, und alles, was ich tun konnte, war seine Fragen auf eine Weise zu beantworten, die rechtfertigen würde, dass er mich bestrafte, was er dann auch tat.

Mit einem Lederriemen verabreichte er mir eine gründliche Tracht Prügel, und ich schrie aus Leibeskräften. Es tat nicht so weh, wie mein Geschrei vorgab, aber schreien musste ich, weil es mir sehr seltsam erschien, dass niemand auch nur im Entferntesten verstehen konnte, warum ich die fünf Birnen gepflückt hatte und vier davon in den Unterricht mitnahm, wo ich sie stattdessen hätte essen und mir eine Lüge ausdenken können, von wegen ich hätte einem Fremden geholfen, eine Straße zu finden, oder so was in der Art.

Ich weiß, Miss Larkin ist tot, aber wenn der alte Pollard noch lebt, dann hoffe ich, dass er das hier liest, denn ich schreibe es für ihn und sage jetzt, dass ich die Birnen *nicht* gestohlen, sondern sie geschaffen und vier davon in den Unterricht mitgenommen habe, weil sie schön waren und weil ich wollte, dass andere sie so sahen, wie ich sie sah. Nichts für ungut, Mr. Pollard, aber ich dachte, ich sollte ihnen erzählen, wie das an jenem Tag wirklich bei mir war.

Die Revolution

Pete Fisher ist kein Kommunist, weil Pete es ganz normal findet, gegen sämtliche heiligen Regeln der Partei zu verstoßen, und ich bin froh, dass ich ihm nach der letzten Versammlung das Veilchen verpasst habe. Diese Affäre, die Pete hat, ist eine der übelsten, von denen ich je gehört habe, Pete ist nämlich gerade mal zwanzig und diese Frau schon an die vierzig, und wenn Pete das revolutionär nennt, dann zum Teufel mit der Revolution, dann stellen wir uns alle hinter den Präsidenten.

Pete hatte nie einen Schnurrbart, als er noch wie wir alle in diesem Abpackbetrieb gearbeitet hat, achtzehn Cent die Stunde, was auch der Grund ist, warum wir unsere Partei organisiert haben. Macht mich völlig fertig, wenn ich dran denke, dass Pete so vor die Hunde geht und dabei auch noch versucht, unserem Vorsitzenden weiszumachen, er tut das für die neue Weltordnung, die internationale Solidarität. Pustekuchen! Solidarität, von wegen. Und die Klamotten, in denen Pete rumläuft, seit ihn diese Frau im Abpackbetrieb gefunden und gesagt hat, sie will sein Potential wecken. Ich kann mir schon denken, was die mit Potential meint, gottverdammich, weil ich nämlich weiß, dass er mit ihr schläft und außerdem noch Redenhalten und Französisch lernt. Pete sieht allmählich aus wie ein Filmschauspieler, aber in der Kommunistischen Partei ist kein Platz für einen Gigolo, auch wenn Pete eine angenehme Art hat und sogar mit einem Mord davonkäme, und wenn unser Vorsitzender, Genosse Hartig, ihn nicht aus der Partei wirft oder dafür sorgt, dass er sich von dieser Frau trennt, dann trete ich aus der Partei aus und werde wieder einfacher Demokrat. Ich hab noch nie erlebt, dass ein Demokrat sich so aufführt wie Pete. Ich schätze, Pete ist keine Ausnahme von der Regel, und warum soll er in dicken Schlitten rumgondeln, vornehme Leute kennenlernen, Tee trinken und Zehn-Cent-Zigarren rauchen dürfen, während wir anderen Parteimitglieder wie Sklaven in diesem Saftladen schuften und Rosinen abpacken?

Pete und ich waren die besten Kumpel in Lenmore, bis er sich mit dieser vornehmen Lady eingelassen hat, und inzwischen reden wir kaum noch miteinander, weil Pete es ganz normal findet, sich für was Besonderes zu halten. Er nennt mich immer noch Genosse John, aber so ganz echt klingt das nicht mehr, weil Pete nämlich so teure Maßanzüge trägt, während ich in Arbeitsklamotten rumlaufe, gottverdammich. Ich bin an jedem Tag der Woche genauso viel wert wie Pete, und wenn Sie mich fragen, ich finde, es ist eine Schande, Kommunist zu sein und sich gleichzeitig von einer reichen Frau geistig voranbringen zu lassen. Die Frau bringt nicht Pete geistig voran, wie sie behauptet, sondern sie bringt sich selber voran, Herrgott nochmal, weil Pete nämlich genau so groß ist wie ich, fast eins achtzig, mit breiten Schultern und langen Armen, einem wiegenden, lässigen Gang wie wir alle, die im Kings County geboren sind, und einem mordsmäßigen Lächeln, bei dem man alle Zähne sieht. Ich kann mir schon denken, was zum Teufel sie da voranbringt. Mir kann sie nichts erzählen. Pete und ich sind lange genug zusammen durch die Gegend gezogen, ich weiß also, was bei uns das Voranbringen lohnt, und Pete hat keinen Geist, den man voranbringen kann. Er hat ja sogar die vierte Klasse dreimal wiederholen müssen, weil da die Bruchrechnung drankam, und die hat er einfach nicht kapiert. Ich hab sie nur einmal wiederholen müssen, also bin ich schätzungsweise doppelt so schlau wie Pete, aber mir passiert das nicht, dass irgendeine Mrs. Chalmers angetanzt kommt und mich geistig voranbringen will. Ich muss im Abpackbetrieb arbeiten, um mir meinen Lebensunterhalt zu verdienen, und wenn es eine Revolution gibt, dann wär's mir sehr recht, wenn sie sich ein bisschen beeilt und endlich stattfindet, weil ich nämlich erleben will, wie Mrs. Chalmers ihr ganzes Geld loswird und arbeiten muss wie jede andere fette Frau auch. Mehr ist sie nämlich nicht, und ich kapier einfach nicht, wie ein sportlicher Typ wie Pete mit einer Frau rummachen kann, die eine Tochter hat, die fast so alt ist wie er selber, und einen Mann, der noch kein halbes Jahr unter der Erde liegt. Da könnte man glatt den Glauben an die Menschheit verlieren.

Drei Versammlungen hintereinander sage ich dem Genossen Hartig und den anderen Parteimitgliedern jetzt schon, dass wir für einen Kommunisten wie Pete keinen Platz in der Bewegung haben, und ich habe Pete gebeten, sich von dieser Frau zu trennen und zu seinem Job im Abpackbetrieb zurückzukommen oder aus der Partei zu verschwinden, aber Hartig sagt uns allen ständig, wir müssen Pete in der Partei behalten, weil Pete unser einziges Mitglied ist, das aus erster Hand Informationen über den Klassenfeind bekommt, wo er doch mit reichen Leuten durch die Gegend zieht und rauskriegt, wie verfault das kapitalistische System ist, und

Pete selber steht auf und hält die verrücktesten Reden, die man je gehört hat. Stimmt also wohl schon, dass er Redenhalten lernt, aber für mich sieht das nicht echt aus, weil ich nämlich weiß, was da läuft. Genosse Hartig will mir weismachen, dass alles, was Pete tut, mit der Parteiideologie übereinstimmt, aber mir kann er nichts erzählen. Ich glaube, ich weiß, worauf Hartig aus ist. Er braucht die zehn Dollar, die Pete jede Woche für Propaganda und Miete spendet, und wie Pete an sein Geld kommt, ist ihm egal, aber mir nicht. Hartig ist nicht aus dem Kings County wie die anderen Parteimitglieder. Er ist aus Los Angeles gekommen, um eine Gruppe zu organisieren und einen Streik durchzuführen, und er sieht das alles nicht so wie ich. Von zweihundert Arbeitern im Abpackbetrieb sind nur neunzehn in der Bewegung, alles junge Burschen, weil die älteren Arbeiter verheiratet sind und Kinder großzuziehen haben und der Gedanke an einen Streik ihnen nicht gefällt. Mit achtzehn Cent die Stunde sind sie zwar auch nicht zufrieden, aber sie haben Schiss.

Wir alle spenden der Partei einen Dollar die Woche von unserem sauer verdienten Geld, und Pete spendet zehnmal so viel, weil er zehnmal so leicht an sein Geld kommt wie wir an unseres. Zehn Stunden am Tag in einer heißen Abpackhalle zweihundert Pfund schwere Brocken durch die Gegend zu wuchten und mit Mrs. Chalmers in ihrem großen Packard rumzugondeln sind zwei verschiedene Paar Schuhe, und auch wenn wir streiken und auch wenn wir fünfundzwanzig Cent die Stunde kriegen, glaube ich trotzdem nicht, dass Pete ein Kommunist ist.

Bei der letzten Versammlung bin ich aufgestanden und habe Pete aufgefordert, darüber zu berichten, was er über den Klassenfeind rausgekriegt hat, und Pete hat gesagt, er erfährt Sachen, die beweisen, dass die Revolution in Nullkommanichts stattfinden wird, weil die Großbourgeoisie nichts anderes tut als in dicken Schlitten rumzugondeln, sich gegenseitig zu besuchen, zu quatschen, sich zu besaufen und die ganze Nacht zu tanzen. Er hat gesagt, die Moral der Großbourgeoisie wär vom dialektischen Standpunkt aus sehr bemerkenswert, und hat Beispiele von verschiedenen verheirateten Paaren genannt, wo man sich die Frauen und Männer teilt, ohne mit der Wimper zu zucken, und Hartig hat gesagt, wir sollten stolz darauf sein, dass wir ein Mitglied wie Pete in unserer Partei haben. Ich bin mir da allerdings nicht so sicher, und ich bin froh, dass ich mich nach der Versammlung mit Pete geprügelt habe. Ich hoffe, sein Auge bleibt einen Monat lang blau, denn wenn er durch die Gegend ziehen, diesen ganzen Kram über die Moral der Großbourgeoisie rauskriegen und trotzdem Kommunist sein kann, dann kann ich das schätzungsweise auch.

Ich habe Pete gefragt, warum er Französisch lernt, ob er irgendwelche Franzosen kennt oder vorhat, nach Frankreich zu fahren oder was, und er hat gesagt: Was ist mit der Französischen Revolution? Dann hat Hartig gesagt, wir könnten von den Franzosen viel darüber lernen, wie man erfolgreich eine Revolution führt, und dass Pete sehr gute Fortschritte macht, also habe ich Pete gebeten, mal was auf Französisch zu sagen, und ich denke, ich höre nicht recht, hat er doch glatt einen Haufen Zeug gesagt, das richtig ausländisch klang. Ich habe ihn gefragt, was das alles heißt, und er hat gesagt, das wär höfliche Konversation: *Können Sie mir sagen, wo es hier zur Toilette geht? Wie geht es Ihrer Tante Margaret? Darf ich um den nächsten Tanz bitten?* und lauter solche Sachen, weil Pete nämlich erst bei Lektion sechs war.

Dann habe ich den Genossen Hartig gefragt, ob es bei Karl Marx irgendwas gibt, wo steht, dass sich ein junger Kommunist, ohne jetzt irgendwelche Namen zu nennen, mit einer fetten reichen Frau einlassen und Geld von ihr annehmen darf, und Pete ist aufgesprungen und hat gesagt: Genosse John, mir passt diese versteckte Anspielung nicht, und ich bin sauer geworden und habe gesagt: Zum Teufel mit versteckten Anspielungen, Pete, du weißt verdammt gut, dass du mit Mrs. Chalmers schläfst, und wir wären gleich an Ort und Stelle aneinandergeraten und hätten unseren eigenen kleinen Aufstand veranstaltet, wenn uns nicht alle anderen Genossen gepackt und gezwungen hätten, uns wieder hinzusetzen. Dann hat Genosse Hartig die wöchentlichen Beiträge eingesammelt, eine kleine Rede über die Gefahren von innerparteilichem Zwist gehalten und mich und Pete aufgefordert, uns die Hand zu geben und uns Genosse zu nennen, und bloß um Zeit zu sparen, haben wir das dann auch gemacht. Ich habe gesagt: Genosse Pete, es tut mir leid, und Pete hat gesagt: Genosse John, es tut mir leid, aber wir haben gewusst, nach der Versammlung würden wir uns prügeln. Dieser Kram von wegen Genosse geht mir allmählich auf den Wecker. Genosse, Pustekuchen. Pete und ich waren mal die besten Kumpel im Kings County, bis wir Kommunisten geworden sind und diese fette Frau angefangen hat, Pete geistig voranzubringen. Angenommen, wir streiken tatsächlich und kriegen fünfundzwanzig Cent die Stunde? Angenommen, wir kriegen fünfzig Cent die Stunde? Was soll's. Ich würde gern selber mal eine Zeitlang die Großbourgeoisie studieren.

Nachdem Genosse Hartig den Versammlungssaal verlassen hatte, sind Pete, ich und eine Menge von den anderen zu Ryans Grundstück rübergegangen, wo man reichlich Platz hat, um sich zu prügeln, und keine Leute da sind, die ein Getue machen können, und Pete hat sein maßgeschneidertes Jackett, die Weste und seine schicke Krawatte ausgezogen und sich die Ärmel hochgekrempelt. Ich musste bloß meine Mütze abnehmen, weil ich nur Jeans und ein Shirt anhatte. Sie können die Jungs fragen, ob wir uns nicht den besten Kampf in Lenmoore seit zehn Jahren geliefert haben, weil Pete und ich nämlich gleich groß, ähnlich gebaut und seit dem Ende des Weltkriegs Kumpel sind. Wir haben uns nach Strich und Faden verdroschen, und ich schätze, ich habe Pete nicht schlimmer vermöbelt als er mich, aber ich weiß nur, dass mir drei Tage hintereinander sämtliche Knochen wehgetan haben und mein linkes Auge immer noch zugeschwollen und blau ist.

Ich möchte, dass arme Leute besser wohnen, ein besseres Leben führen und all so was, und wenn man sie nur mit einer Revolution in bessere Wohnungen kriegt, dann bin ich dafür, und zwar je eher, desto besser, aber ich sehe nicht ein, wieso es einem hilft, eine Revolution zu machen, wenn man sich mit einer fetten reichen Frau einlässt und lernt, auf Französisch nach dem Weg zu Klo zu fragen, und ich glaube, ich trete schleunigst aus der Partei aus und werde wieder einfacher Demokrat, gottverdammich.

Nachwort

Der Antidepressive
Wovon William Saroyan erzählt

Wie soll man von einem Ort erzählen, an dem nie etwas passiert? Wie von Menschen, denen nie etwas Besonderes widerfährt? Außer dass sie irgendwann sterben, was auch nur für sie persönlich etwas Besonderes ist, denn jeder muss sterben. Also ist es auch alltäglich, statistisch gesehen. Aber verrät nicht jede Statistik den Einzelfall? Und ist der Einzelfall nicht gerade deswegen das wichtigste Thema der Literatur?

Von William Saroyan sind eine Menge Bonmots überliefert, eines der schönsten und für ihn wiederum typischsten diktierte er Journalisten kurz vor seinem Tod am 18. Mai 1981 in das Notizbuch: »Jeder muss sterben, aber ich habe immer geglaubt, in meinem Fall würde eine Ausnahme gemacht. Und was nun?« Damit hat sich Saroyan für die Nachrufe einen schönen Joke reserviert, eine selbstironische Charakterisierung als exzeptioneller Schriftsteller – und als Mensch. Doch es steckt mehr dahinter. Der Satz enthält zugleich das große Thema seiner Literatur, die Spannung zwischen Individualität und Allgemeinheit, zwischen der Würde jedes Einzelnen und der alle Unterschiede nivellierenden Massengesellschaft, die große Schicksale und außergewöhnliche Lebensereignisse nicht mehr zuzulassen scheint.

Das Wettbüro des Kentucky Pool Room in San Francisco

ist so ein Ort, wo tagaus, tagein dasselbe geschieht oder eben nicht geschieht: »Wetten werden abgeschlossen, ein paar Glückliche kassieren, aber auf lange Sicht verlieren alle«, heißt es in der Geschichte »Die kleine Miss Universe«. Ausgiebig beschreibt der Erzähler drei der Dauergäste und ihr je spezielles System der Prognose: Mr. Levin, genannt »das Fass«, ein »trister Realist«, der vor seiner Wahl sämtliche verfügbaren Informationen über Rennställe, Jockeys etc. auswertet. Der junge Willie, ein Mystiker, der gegen jede Vernunft und Wahrscheinlichkeit seinem Gefühl für Außenseiter folgt. Und San Jose Red, ein nervöser, älterer Herr, dessen untrügliches Gespür für den Sieger sich aus der Gewohnheit herleitet, immer erst nach dem Rennen aufzukreuzen, mit der triumphierenden Geste des Ich-hab-es-doch-gleich-gesagt. Drei Menschen, drei »echte Leute aus Fleisch und Blut«, die der Erzähler nach eigener Aussage genauso gut hätte fotografieren können, wenn er seine Kamera nicht gerade beim Pfandhaus abgeliefert hätte. Das soll man durchaus als kleinen ironischen Seitenhieb auf einen dokumentarischen Realismus lesen, der das trostlose Leben eins zu eins und damit eben auch trostlos wiedergibt.

Saroyan erzählt also von drei außergewöhnlichen Menschen in einem zutiefst gewöhnlichen Setting – wenn sich die Geschichte als Abbildung der Wirklichkeit verstünde, als »Dokument«, dann müsste sie hier enden, so der Erzähler, das aber sei »kunstlos«: »Was soll denn das für eine Story sein?, würden die Leser sich fragen. Keine Handlung, kein Ausgang, kein Höhepunkt, nichts Spannendes.« Also folgt doch noch eine Zuspitzung, die Story um das Rennpferd »Miss Universe«. Doch es ist eine Geschichte über ein außergewöhnliches Ereignis, das gerade nicht eintritt. Über einen Außenseiter, der, nun ja, eben verliert, wie zu erwarten war. Und mit ihm nicht nur Willie, der mystische Pferdewetter, sondern auch der Erzähler selbst, der sich von Willies Begeisterung hat hinreißen lassen. »Auf lange Sicht verlieren alle.«

Doch die lange Sicht ist nicht unbedingt die entscheidende, nicht in der Literatur und vielleicht auch nicht im Leben. Ein kurzfristiger Triumph kann nicht nur der Short Story Ewigkeit verleihen, sondern auch ein ganzes Leben mit Glanz überziehen. In der Titelgeschichte »Wo ich herkomme, sind die Leute freundlich« ist es das unfassbare Glück eines unter dem Vorwand einer Probefahrt erschummelten Ausflugs auf einer Harley Davidson, der den Erzähler seine deprimierende Lage vergessen lässt: »Ich ging hinaus und geradewegs zu meiner Bude, und ich hielt kein einziges Mal inne, um darüber nachzudenken, wo ich bloß einen Job finden konnte.«

William Saroyan wurde während der Great Depression zum Autor der Stunde in Amerika und löste damit unter anderem F. Scott Fitzgerald ab, dessen Beschwörungen eines materiell sorglosen, mondänen Lebens im Jazz Age der Zwanziger in der Ära der Weltwirtschaftskrise anachronistisch wirkten – ein Wechsel der gesellschaftlichen Stimmung, von dem sich Fitzgerald als Schriftsteller nicht mehr erholte. Als Saroyan 1935 mit dem Band *The Daring Young Man on the Flying Trapeze* debütierte, traf er den Nerv der Zeit. Er sprach für keine »Lost Generation« aus feiernden, um die Welt reisenden und um die eigene innere Leere kreisenden Bohemiens, sondern für die einfachen Leute, die verzweifelt versuchten, sich von den schweren Zeiten nicht unterkriegen zu lassen und festen Boden unter die mangelhaft beschuhten Füße zu bekommen.

Die Pferdewetter im Kentucky Pool Room haben gar kein Geld, das sie auf ihre Träume setzen könnten, und addieren die grandiosen Gewinne daher immer nur im Irrealis. Und als der Erzähler seinen letzten Dollar aufs falsche Pferd setzt, bleibt ihm nur noch auszurechnen, wie weit er mit seinem halben Laib Brot und dem Viertelpfund Kaffee kommt: »Wenn ich pro Tag nur eine Scheibe Brot esse und zum Frühstück nur eine Tasse Kaffee trinke – dann müsste ich es eigentlich schaffen können.«

Für William Saroyan kamen Armut und Entbehrung nicht erst mit dem Black Friday in die Welt. Geboren wurde er 1908 als Sohn armenischer Emigranten im kalifornischen Fresno; der Vater starb, als William drei Jahre alt war. Weil die Mutter für den Lebensunterhalt sorgen musste, kamen er und seine Geschwister für fünf Jahre in ein Waisenhaus. Schon als Jugendlicher musste er sich mit Gelegenheitsjobs durchschlagen, Erfahrungen, die in unverstellter Form in sein Werk eingegangen sind, siehe als eines von unzähligen Beispielen die Geschichte des Telegrafenboten in »Der Mann, der fett wurde«.

Dem Ethos des Arbeiters, der unermüdlich, quasi am Fließband Texte produziert, hing Saroyan sein Leben lang an – was die andere Seite seines hallodrihaften, ostentativ sorglosen Habitus war. Ein gefundenes Futter für die Yellow Press waren Ehe und Rosenkrieg mit der Schauspielerin Carol Grace, die er gleich zweimal heiratete, worauf zweimal die Scheidung folgte (später heiratete sie Walter Matthau und rechnete in ihrer Autobiografie von 1992 verbittert mit der

Untreue und Trunksucht ihres ersten – und zugleich zweiten – Ehemannes ab).

Bei aller Lebemann-Attitüde war Saroyan ein äußerst fleißiger Viel- und auch ein Schnellschreiber, stolz darauf, in einer Woche ein preisgekröntes Theaterstück in die Tasten gehauen zu haben. Doch der Parlando-Ton seiner Prosa und das scheinbar Absichtslose, Zufällige, können leicht darüber hinwegtäuschen, dass seine besten Geschichten sehr genau kalkuliert und konstruiert sind. An künstlerischem Selbstbewusstsein mangelte es ihm sicherlich am Allerwenigsten, Saroyan hielt sich schließlich für einen der wichtigsten Autoren des Jahrhunderts. »Mit einem Wort, ich bin bedeutend, und ich bin stolz darauf, bedeutend zu sein«, schreibt er in seiner Autobiografie *Here Comes, There Goes, You Know Who* (Barricade, New Jersey 1962). Dass er einmal Geschriebenes aber niemals einer Überarbeitung bedürftig befand, mag auch ein weiterer sorgfältig gepflegter Genie-Mythos sein.

Überhaupt sollte man Saroyan bei Selbstauskünften nicht allzu sehr beim Wort nehmen, schon gar nicht, wenn sie wie in der Geschichte »Siebzigtausend Assyrer« quasi auf dem Silbertablett serviert werden: »In diesem Werk wird nichts passieren. Ich erfinde keine ausgefallene Handlung. Ich schaffe keine denkwürdigen Figuren. Ich bediene mich keines raffinierten Stils. Ich erzeuge keine dichte Atmosphäre. Ich habe nicht den Wunsch, diese oder irgendeine andere Geschichte der *Saturday Evening Post*, dem *Cosmopolitan* oder *Harper's* zu verkaufen. Ich versuche nicht, mit den großen Autoren zu konkurrieren. (…) Wenn ich überhaupt irgendeinen Wunsch habe, dann den, zu zeigen, dass alle Menschen Brüder sind.«

Was hier wie ein Manifest klingt, ist Rollenprosa, die idealistische Rede eines jungen Schriftstellers (in dem sich Saroyan vielleicht selbst als Novizen porträtiert haben mag). Denn wenn auch auf eine »ausgefallene Handlung« in vielen seiner Geschichten verzichtet wird (nicht in allen, man nehme etwa »Zweitausendvierhundert Dollar und ein paar Zerquetschte für Freundlichkeit« oder »Unsere kleinen braunen Brüder, die Filipinos«), so findet sich in den meisten doch eine »dichte Atmosphäre« und sehr »denkwürdige Figuren«: Wieder mag der filipinische Wrestler mit dem sehr denkwürdigen Kampfnamen Ramon Internationale als Beispiel dienen, dessen stures Beharren auf dem Sieg im abgekarteten Spiel zum Symbol der Selbstbehauptung einer Minderheit wird.

In den »Siebzigtausend Assyrern« ist es der Friseur, in dessen Schicksal sich der armenische Autor spiegelt: Der türkische Genozid an seinem Volk, vor dessen Vorboten schon Saroyans Eltern flohen, findet noch einmal eine apokalyptische Steigerung in der Erzählung des Friseurs Badal, dessen ganzes Volk vor der Auslöschung steht: »Siebzigtausend Assyrer auf der ganzen Welt, und die Araber bringen uns trotzdem noch um.« Es ist ein typischer Saroyan-Move, wie er selbst aus dieser unüberbietbaren Trauer noch ein Zeichen der Hoffnung macht, eine Beschwörung jenes Teils der Menschheit, »der sich nicht vernichten lässt«: »Ich denke an Theodore Badal, der siebzigtausend Assyrer und siebzig Millionen Assyrer, Assyrien und die Menschheit verkörpert, wie er 1933 in einem Friseursalon in San Francisco steht und trotzdem, er persönlich, ein ganzes Volk ist.«

Auch Saroyan ist ein ganzes Volk, als berühmter Schriftsteller reiste er nach Armenien, ließ sich dort feiern und später (jedenfalls die Hälfte seiner Asche) dort bestatten. Eine skurrile Episode seiner Biografie ist ein Pop-Hit des Jahres 1951, *Come on-a My House* von Rosemarie Clooney, den Saroyan mehr als zehn Jahre früher zusammen mit seinem Cousin nach einem armenischen Volkslied komponiert hatte. Das Erbe armenischer Erzähler und Sänger hat er auch für sein extrovertiertes Wesen in Anspruch genommen: »Wenn ich zu viel rede, ist es ein kulturelles Problem.« Aber auch das war vielleicht eine ironische Reaktion auf gängige Vorurteile.

Das bunte Milieu seiner Herkunft, die Welt der Emigranten aus aller Welt und besonders das der armenischen Community – sein Heimatort Fresno war ein Zentrum der Exil-Armenier – blieben die Hauptquellen seines Schreibens. Wie vor allem die ersten Generationen von Einwanderern oft auf landsmannschaftliche Verbindungen angewiesen bleiben, so hat auch Saroyan literarisch seine Wurzeln bis in sein Spätwerk gepflegt (sein früh verstorbener Vater hatte ein Konvolut von Texten in armenischer Sprache hinterlassen und die Berufswahl seines Sohnes damit mitbestimmt).

An das Erbe seines Volkes hat Saroyan nicht nur aus Sentimentalität angeknüpft, sondern sicher auch, weil die armenischen Charaktere mit ihrem hintersinnigen, dem jüdischen verwandten Humor, ihrer Erzählfreude und ihrer sophistischen Lebensphilosophie das ideale Medium für sein künstlerisches Projekt waren: Die Zumutungen des Alltags und die Schläge des Schicksals durch ihre Verwandlung in Literatur erträglich zu machen und sogar zu einer quasireligiösen Rechtfertigung des Daseins zu veredeln.

Das gelingt natürlich im Rückblick am besten, etwa in der wunderbaren Kindheitsgeschichte »Fünf reife Birnen«, in der der Sechsjährige in der Schulpause die verbotenen Früchte pflückt und dafür eine Tracht Prügel vom Direktor kassiert. Was zählt, ist nicht die Strafe, sondern das Gelingen zuvor: »Es war ein Abenteuer. Außerdem Kunst. Außerdem Religion, denn diese Form von Diebstahl war eine Form von Anbetung. Und es war Forschung.« Saroyan macht aus der kleinen Alltagsszene eine Epiphanie, einen frühen Einbruch der Transzendenz in ein von Hunger und Verzicht geprägtes Diesseits. »Aber es ging nicht um das Essen. Sondern um das Berühren, das Spüren und Erkennen: *der Birne.* Des Lebens – seiner Summe –, das vergehen konnte. Es ging um das Wissen und Unsterblich-Machen.«

So versteckt Saroyan im Birnenklau des Grundschülers zugleich eine Parabel seiner Kunst: Es geht ihm um das Erhaschen eines Augenblicks, in dem sich das der bloßen Vernunft verborgene Geheimnis der Existenz enthüllt. Die Meisterschaft von Saroyan zeigt sich daran, dass die Wirkung seiner Geschichten niemals nur in ihrer jeweiligen lokalen und gesellschaftlichen Sphäre bleibt – das wäre im schlimmsten Fall Sozialkitsch, ein Zukleistern von Elend und Verzweiflung. Doch selbst eine scheinbar so genau verortete Story wie »Die Revolution« erzählt in Wahrheit von der Diskrepanz zwischen Ideologie und Taten, zwischen naiver jugendlicher Überzeugung und Lebenserfahrung. Von einer ersten, konkret schmerzhaften Desillusionierung, der noch viele folgen werden.

Wie aus dem Alltäglichen das Wundersame hervorgehen kann oder wie in der Distanz der Erinnerung das Alltägliche immer wundersamer erscheint, demonstriert »Lokomotive 38, der Ojibwe-Indianer«. Der scheinbar verrückte Indianer auf dem Esel, der sich als Millionär entpuppt und sich vom verdutzten Kleinstadt-Kid in einem Traumauto herumfahren lässt – das ist eine großartige Fantasie, eine Variation über das Thema von jugendlichen Sehnsüchten und höchst unwahrscheinlicher Erfüllung, eine Lektion in Lebensweisheit, die darauf besteht, dass nichts unmöglich ist. Allerdings zugleich auch kein Glück von Dauer.

In der Nachkriegszeit konnte Saroyan an seine früheren Erfolge nicht mehr anknüpfen und machte mehr durch Eheskandale und Steuerschulden auf sich aufmerksam als durch seine immer noch in hoher Frequenz entstehenden Geschichten und Theaterstücke (noch 1940 leistete er es sich, den Pulitzerpreis für sein bekanntestes Stück *The Time of Your Life* mit der Begründung abzulehnen, Geschäftsleute sollten nicht über Kunst urteilen). Das lag sicher auch daran, dass Saroyan zeitweilig nach Europa zog, nicht zuletzt um sich vor der US-Steuerbehörde in Sicherheit zu bringen.

Will man eine sozialhistorische Begründung für seine schwindende Popularität finden, so höchstens die, dass die trotzig-optimistischen Geschichten aus der Unterschicht im prosperierenden Amerika der 50er und 60er an Relevanz verloren hatten. Vielleicht ist es aber auch einfach so, dass Saroyan in der kurzen Form am besten war und sich in der Liga der allergrößten Autoren seiner Generation dann doch Romanciers à la William Faulkner oder Saul Bellow behaupteten. Vom ewigen Klassenprimus Hemingway einmal abgesehen, an dessen Ruhm sich Saroyan ständig abarbeitete – siehe die Seitenhiebe gegen dessen Stierkampf-Essay »Tod am Nachmittag« in der »Assyrer«-Story (»Hemingway ist selbst da, wo er ein Dummkopf ist, zumindest ein akkurater Dummkopf«) oder in »Die kleine Miss Universe«.

Der späte Gottfried Benn behauptete, auch die großen Lyriker hätten nicht mehr als fünf oder sechs wirklich gelungene Gedichte geschrieben. Wenn das auch für Kurzgeschichten-Autoren gilt, dann ist William Saroyan ohne Zweifel ein großer Schriftsteller gewesen: Dieser Band versammelt ausreichend Beispiele dafür. Man muss für ihre bleibende Aktualität gar nicht erst die aktuelle Politik bemühen, die reaktionären Tendenzen, die – in Europa wie in Amerika – die ethnische oder religiöse Vielfalt wieder im Geist chimärischer nationaler Identitäten begrenzen oder gar rückgängig machen wollen – auch wenn im Vergleich der migrantischen Erfahrung über ein Jahrhundert hinweg ein zusätzlicher Reiz für die Wiederentdeckung liegen mag. Es ist ein Bild der Vereinigten Staaten, deren große, befreiende Idee bereits früher über die abweichende Wirklichkeit obsiegen konnte: Amerika, die Wunderschöne, die bunte, weltumspannende Nation.

Aber die literarische Qualität von Saroyans Geschichten liegt nicht nur in ihrem moralischen Appellcharakter, sondern ist von überzeitlichem Wert. Sie demonstriert und feiert die störrische Behauptung des Individuellen, die Weigerung des Menschen gegen seine Verrechnung und Verwertung, gegen sein restloses Aufgehen in dem, was unsere digitalisierte Gegenwart als Algorithmus vergöttert. Um auf die Eingangsfrage zurückzukommen: Verrät nicht jede Statistik den Einzelfall? Und ist der Einzelfall nicht gerade deswegen das wichtigste Thema der Literatur? Die Frage stellt sich heute wie damals.

In »Der Versicherungsvertreter, der Bauer, der Teppichhändler und die Topfpflanze«, sicher eine der merkwürdigsten Geschichten des Bandes, versucht ein Armenier einem anderen eine Lebensversicherung zu verkaufen. Dem

Kunden, einem siebenundsechzigjährigen Bauern, kommt er mit dem Argument, statistisch gesehen sei er in fünf Jahren tot. Das sei also eine lohnende Investition. Der Bauer aber lässt sich nicht überzeugen: »Was für ein Tod? Warum sollte ich sterben? Aus welchem Grund, mein Landsmann? Ich habe es nicht eilig. Geld? Ja, das ist gut, aber ich werde nicht sterben.« Eine bauernschlaue Logik, vormodern vielleicht und irrational, aber jeder Einzelne von uns ist mehr als bloße Vernunft, als ein wissenschaftlich erfassbares Bündel von Eigenschaften, mehr als Teil einer Gesellschaft, Teil eines Volkes, einer Familie. Jeder ist einzigartig, und jeder ist es wert, dass man eine Geschichte über ihn erzählt. Leider kann das nicht jeder so gut wie Saroyan.

Die Great Depression ist nicht nur eine Epoche, sondern auch ein Geisteszustand der Mutlosigkeit und der tiefen Verzweiflung, der jederzeit wiederkehren und sowohl Einzelne als auch eine ganze Gesellschaft befallen kann. Saroyans Geschichten sind ein Gegenmittel, ein literarisches Anti-Depressivum, dessen Wirkung nicht vollständig zu erklären, aber gut nachzuweisen ist.

Die Vereinigten Staaten haben das vielleicht gerade wieder besonders nötig, aber auch die deutschsprachigen Leser können Stimmungsaufhellung gut gebrauchen. William Saroyan ist Produkt und Chronist des amerikanischen Schmelztiegels, der weiß, dass ein Volk aus Millionen Individuen besteht und ein Individuum aus vielen Stimmen. Erst heute kann man ihn richtig verstehen. Gerade heute brauchen wir ihn!

Richard Kämmerlings
Berlin, im April 2017

Bibliographie

»Siebzigtausend Assyrer«

unter dem Titel »Seventy Thousand Assyrians« erstmals erschienen in *The Daring Young Man on the Flying Trapeze and Other Stories*, Random House (New York 1934).

»Die kleine Miss Universe«

unter dem Titel »Little Miss Universe« erstmals erschienen in *Inhale & Exhale*, Random House (New York 1936).

»Die presbyterianischen Chorsänger«

unter dem Titel »The Presbyterian Choir Singers« erstmals erschienen in *Harper's Magazine*, August 1939; in Buchform in *Best Stories*, Faber & Faber (London 1942).

»Der Mann, der fett wurde«

unter dem Titel »The Man Who Got Fat« erstmals erschienen in *Little Children*, Harcourt, Brace and Company (New York 1937).

»Die Mexikaner«

unter dem Titel »The Mexicans« erstmals erschienen in *Best Stories*, Faber & Faber (London 1942).

»Schon mal in eine Zwergin verliebt gewesen?«
unter dem Titel »Ever Fall in Love with a Midget?« erstmals erschienen in *Love, Here Is My Hat And Other Stories*, Modern Age Books (New York 1938).

»Der Versicherungsvertreter, der Bauer, der Teppichhändler und die Topfpflanze«
unter dem Titel »The Insurance Salesman, the Peasant, the Rug Merchant and the Potted Plant« erstmals erschienen in *Hairenik Weekly*, April 1938; in Buchform in *Peace, it's Wonderful*, Modern Age Books (New York 1939).

»Lokomotive 38, der Ojibwe-Indianer«
unter dem Titel »Locomotive 38, the Ojibway« erstmals erschienen in *A Native American*, George Fields (San Francisco 1938).

»Ernsthafter Rat an einen jungen Mann, der im Begriff steht, den Beruf des Bestatters zu ergreifen«
unter dem Titel »Solemn Advice to a Young Man About to Accept Undertaking as a Profession« erstmals erschienen in *Inhale & Exhale*, Random House (New York 1936).

»Zweitausendvierhundert Dollar und ein paar Zerquetschte für Freundlichkeit«
unter dem Titel »Two Thousand Four Hundred and Some Odd Dollars for Kindness« erstmals erschienen in *Inhale & Exhale*, Random House (New York 1936).

»Ein Vorfall im Izzy's«
unter dem Titel »An Occurence at Izzy's« erstmals erschienen in *Inhale & Exhale*, Random House (New York 1936).

»Unsere kleinen braunen Brüder, die Filipinos«
unter dem Titel »Our Little Brown Brothers the Filipinos« erstmals erschienen in *Fiction Parade and Golden Book Magazine*, April 1936; in Buchform in *Inhale & Exhale*, Random House (New York 1936).

»Wo ich herkomme, sind die Leute freundlich«
unter dem Titel »Where I Come From the People Are Polite« erstmals erschienen in *Little Children*, Harcourt, Brace and Company (New York 1937).

»Der Petersiliengarten«
unter dem Titel »The Parsley Garden« erstmals erschienen in *The Assyrian and Other Stories*, Harcourt, Brace and Company (New York 1950).

»Fünf reife Birnen«
unter dem Titel »Five Ripe Pears« erstmals erschienen in *The Yale Review*, August 1935; in Buchform in *Inhale & Exhale*, Random House (New York 1936).

»Die Revolution«
unter dem Titel »The Revolution« erstmals erschienen in *Inhale & Exhale*, Random House (New York 1936).

Inhaltsverzeichnis